中文翻译版

实用肺功能检查手册

Hyatt's Interpretation of Pulmonary Function Tests:
A PRACTICAL GUIDE

第 5 版

主　编　〔美〕保罗·D. 斯坎隆 （Paul D. Scanlon）
　　　　〔美〕罗伯特·海厄特 （Robert E. Hyatt）
主　译　孙永昌　陈亚红

科学出版社

北　京

图字：01-2021-5477

内 容 简 介

本书由国际著名的梅奥医院呼吸及危重病症医学科的专家主编，介绍了肺功能检查的基础知识及临床应用，回答了临床医师常遇见的问题，如患者的肺功能损伤程度如何，是否存在气道阻塞，气道阻塞的严重程度，对支气管舒张剂反应如何，气体交换是否受到损害，氧气从肺泡向肺毛细血管弥散的功能如何，患者在接受治疗后是否有改善，手术风险有多大等。还对各种疾病的患者肺功能表现做了清晰的描述，并采用丰富的典型病例进行分析。肺功能报告的解读也是本书的亮点。第5版继承第4版的优秀传统，增加了新的病例，对内容进行了更新和扩充，以使读者了解有关领域的最新知识。

本书适合呼吸内科、全科医师及肺功能室等相关科室的临床医师、学生、技师等参考阅读。

图书在版编目（CIP）数据

实用肺功能检查手册：原书第5版 /（美）保罗·D.斯坎隆（Paul D. Scanlon），（美）罗伯特·海厄特（Robert E. Hyatt）主编；孙永昌，陈亚红主译. 一北京：科学出版社，2022.3
书名原文：Hyatt's Interpretation of Pulmonary Function Tests: A PRACTICAL GUIDE
ISBN 978-7-03-071682-8

Ⅰ.①实… Ⅱ.①保… ②罗… ③孙… ④陈… Ⅲ.①肺－功能－检查－手册 Ⅳ.①R332.2-62

中国版本图书馆CIP数据核字（2022）第032788号

责任编辑：王海燕 / 责任校对：张 娟
责任印制：李 彤 / 封面设计：吴朝洪

Paul D. Scanlon, Robert E. Hyatt: Hyatt's Interpretation of Pulmonary Function Tests：A PRACTICAL GUIDE, Fifth edition.
ISBN: 9781975114343
Copyright © 2020, 2014, 2009, 2003, 1997 by Mayo Foundation for Medical Education and Research
This is a Chinese translation published by arrangement with Lippincott Williams & Wilkins/Wolters Kluwer Health,Inc. ,USA.

科学出版社 出版
北京东黄城根北街 16 号
邮政编码：100717
http://www.sciencep.com
北京建宏印刷有限公司 印刷
科学出版社发行 各地新华书店经销
*
2022 年 3 月第 一 版 开本：880×1230 1/32
2023 年 5 月第二次印刷 印张：8
字数：228 000
定价：68.00 元
（如有印装质量问题，我社负责调换）

译者名单

主　译　孙永昌　陈亚红

译　者（按姓氏笔画排序）

丁艳苓　王　飞　王　蒙　乔一娴　伍　蕊

刘贝贝　孙永昌　孙丽娜　孙晓燕　杜毅鹏

宋　祝　张　静　陈亚红　郭晨霞　常　春

盖晓燕　梁　瀛　蒋思敏　程　秦　廖程程

秘　书　盖晓燕

主编简介

Paul D. Scanlon，**医学博士**
顾问医师
梅奥医院呼吸与危重症医学科
内科学教授
梅奥医学院
明尼苏达州罗彻斯特

Robert E. Hyatt，**医学博士**（已故）
名誉顾问医师
梅奥医院呼吸与危重症医学科
内科学和生理学名誉教授
梅奥医学院
明尼苏达州罗彻斯特

致　谢

感谢 Lisa R. Gilbertson 在文秘工作中的付出。如果没有 Kenna Atherton、Jane M. Craig 和 Leann Stee 在科学文献采集方面的帮助，本手册不会圆满完成。感谢 Hyatt 博士的儿女 Amanda Hyatt 博士和 Mark C. Hyatt 博士一直以来的支持。特别感谢团队中肺功能技师的出色工作。最后，感谢我的妻子 Maggie 的支持和付出极大的耐心。

关于手册封面：卡通图像描绘的是导致慢阻肺气流受限的两个主要病理过程。左侧，肺气肿的发生会引起弹性回缩力丧失，而弹性回缩力是呼气流量的主要驱动压力。右侧，气道平滑肌收缩、炎症引起的气道壁增厚，以及黏液高分泌，都会导致气道缩窄，增加气流阻力。流量 - 容积曲线描绘的是既影响吸气流量又影响呼气流量的中央气流受限，但对吸气流量影响更大，因此病变可能是在胸腔之外或上气道。

Paul D. Scanlon

第 5 版译者前言

肺功能是胸、肺疾病和呼吸生理的重要检查内容，可用于评价受检者呼吸功能的基本状况，明确肺功能障碍的类型和程度，鉴别呼吸困难的原因，特别是在肺和气道病变的早期诊断、疗效评价等方面，肺功能检查有着不可替代的作用。例如，慢性阻塞性肺疾病（慢阻肺）和哮喘这样的气流受限性疾病，肺功能检查结果不仅是诊断标准，而且是反映药物治疗效果的重要指标。慢阻肺和哮喘已成为全球性的重大公共卫生问题，我国的流行病学研究发现，20 岁以上人群慢阻肺患病率为 8.6%，40 岁以上人群高达 13.7%。中国成人肺部健康研究还发现，被调查人群中接受过肺功能检查者只有 9.7%；而在调查中发现的慢阻肺患者中只有 12%、自述有慢阻肺的人群中只有 55.8% 曾接受过肺功能检查。由此可见，肺功能检查的推广、普及是改善目前慢性气道疾病诊断不足的关键措施。可喜的是，近年来通过各方努力，肺功能检查设备的配置情况有明显改善，不少基层医疗机构也配备了便携式肺功能仪。在这种情况下，各级医疗机构对肺功能检查的专业培训需求必然大幅增加。

肺功能检查技术要求高、专业性强，无论是仪器校准、检查操作还是结果解读，都需要有资质的专业人员，而专业人员也需要不断学习、提高。虽然国内有关肺功能检查的参考书为数不少，但由 Paul D. Scanlon 和 Robert E. Hyatt 主编的这本《实用肺功能检查手册》第 5 版，却与众不同。该书用平实易懂的语言，介绍了肺功能检查的基本知识和临床应用，回答了肺功能检查专业人员和医师常遇见的问题。对于临床工作繁忙的医务人员来讲，从一本手册可以学到足够的知识，是再好不过的了。

该手册前 4 版均为 Robert E. Hyatt 主编。Robert E. Hyatt 于 1953 ～

1958 年在美国国家健康研究院的心脏研究所任临床副教授和研究员，在这段时间他开始对呼吸力学产生兴趣。他于 1962 年受邀加入梅奥医院担任生理学和内科学顾问医师，1982 年成为梅奥医学院的内科学和生理学名誉教授。他致力于呼吸生理学，特别是呼吸力学研究，被称为"流量 - 容积曲线之父"。Robert E. Hyatt 于 2016 年去世，享年 91 岁。此后曾担任共同主编的 Paul D. Scanlon 主编修订第 5 版。

该手册篇幅不大，却涵盖了肺功能检查及相关疾病的各个方面。例如，有关肺功能检查和结果解读的基础内容，稍具有呼吸生理学知识的呼吸科医师、专培医师和其他医务人员就可学习、掌握；一本手册，随时可为日常临床工作提供有益的指导。其中 40 多例典型病例，可用于自我测试，强化有关知识和原理；更有清晰易懂的图解，直观地显示了数十个肺功能损害的类型。对于重要检查的完成情况和结果解读，还配有专家点评。第 5 版新增了如何解释复杂检查结果的内容，包括非特异性类型（nonspecific pattern）、混合型阻塞和限制性异常，以及复合型限制性异常（complex restrictive pattern）等。

"慢性呼吸系统疾病防治行动"是《健康中国行动（2019—2030 年）》十五项重大行动之一，推行将肺功能检查纳入 40 岁及以上人群常规体检内容，推行高危人群首诊测量肺功能。希望该手册第 5 版中文译本的出版，能为各级医疗机构提高肺功能检查水平提供学习资料。

孙永昌

中华医学会呼吸病学分会常委兼秘书长

北京大学第三医院呼吸与危重症医学科

主任医师、教授、科主任

目　录

第 1 章

绪　　论

Hyatt 医生于 2016 年 6 月 11 日去世，享年 91 岁。他是当时享有盛名的呼吸生理学家中的最后一位，被誉为"流量 - 容积曲线之父"。他撰写了许多科学论文，涵盖了呼吸生理学和肺部医学的广泛领域。他在研究工作中要求严格、追求完美，而在人际交往中友好善良、温文尔雅。他是著名的呼吸生理学家，曾与其他专家们如 Jere（Jeremiah）Mead、Sol（Solbert）Permutt、Peter Mack lem、Vito Brusasco、Philip Quanjer、Joe（Joseph）Rodarte 等一起发表论文。在 2015 年美国胸科学会会议上，人们纪念了他们共同创立的"流量容积未知世界"思想论坛。Hyatt 医生指导了许多研究员，与他们合作并发表著作。他在退休后依然很活跃，在晚年发表了许多论文，并出版了这本专著。我尽量保留他的写作风格，并酌情进行更新。基于这一原则，编者对第 14 章和第 15 章进行了广泛修订，其他章节则多数保留 Hyatt 医生的写作内容，同时也补充了一部分新的方法和标准。希望以此书纪念Hyatt 医生和他在肺功能领域的杰出成就。

Paul D. Scanlon，医学博士

Hyatt 医生对于第 4 版的简介

肺功能检查可以提供重要的临床信息，但在临床工作中，其未得到充分使用。肺功能检查旨在识别和量化呼吸系统功能缺陷和异常，回答诸如此类的问题：患者的肺功能损伤程度如何？是否存在气道阻塞？气道阻塞的严重程度如何？患者对支气管舒张剂反应如何？气体

交换受到损害吗？氧气从肺泡向肺毛细血管弥散的功能如何？患者在治疗后有改善吗？手术风险有多大？

肺功能检查还可以回答其他临床问题，如患者呼吸困难是心源性的还是肺源性的？慢性咳嗽是因为隐匿性哮喘吗？肥胖损害患者肺功能吗？呼吸困难的原因是呼吸肌无力吗？

当然，不能仅通过肺功能检查诊断一种疾病，如肺纤维化或肺气肿。疾病的诊断需要结合病史、体格检查、胸部 X 线和（或）胸部 CT，以及实验室相关检查结果。但是，肺功能检查可提供重要的信息，对疾病的诊断有重要的提示作用，如肺纤维化的诊断；另外，如果呼吸困难是由气管和上呼吸道病变引起的，则患者流量 - 容积曲线具有特征性改变，据此几乎可以诊断出大气道病变（参见第 2 章）。

与任何检查一样，肺功能检查也有其不足之处。例如，各种肺功能检查的正常预计值存在一定变异性。在一些研究中，这种差异部分是由于将无症状吸烟者与不吸烟者一同作为"正常"人群。另外，不同肺功能室之间检查方法、设备及计算方式上也存在一些差异。

本书假定肺功能检查方法正确，着重介绍其临床意义。这不是低估肺功能检查技术员在获取准确数据中的重要性。许多检查，如心电图只需要对技术员进行简单的培训，尤其是对于某些能够自动检测错误（例如，导联放置错误）的新设备而言。并且，患者只需要静止平躺，配合检查。与之形成鲜明对比的是，肺功能检查技术员上岗之前，需要进行专业培训。例如，进行肺量计检查前，必须告知患者需要用力呼气，而技术人员必须学会检测用力呼气。肺功能检查需要患者主动参与和配合。有学者说部分肺功能检查像是一项体育赛事——这是一个恰当的比喻。根据编者的经验，肺功能检查技术员要经过数周的严格培训，才能很好地胜任肺功能检查的工作。如有可能，分析肺功能检查结果的人员应自己接受肺功能检查。亲身体验肺功能检查能更好地了解患者在检查时的劳累甚至恐惧，了解患者面临的挑战。

但是，肺功能检查开展得太少，这是个大问题。人口调查显示 5%～ 20% 的研究人群存在肺功能异常。慢性阻塞性肺疾病（简称慢阻肺）当前是美国的第三大死因。每年造成超过 134 000 人死亡。据估计，美国有 1600 万人患有慢阻肺。通常情况下患者到了病情严重时才被诊断。很多人未主动检查有无肺部疾病。慢阻肺患者需要早期发现，才能早期干预。如果早期发现，戒烟会显著降低发展为严重慢阻肺的可能性。

图 1-1 显示典型慢阻肺的病情进展。呼吸困难发生时，气道阻塞多是中重度。肺量计检查可以在呼吸困难发生前 5 ～ 10 年检测出慢阻肺的气道阻塞。

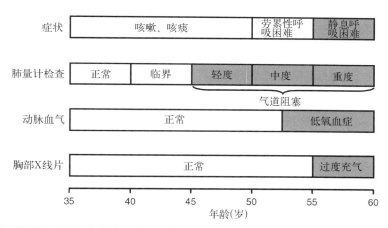

图 1-1 慢性阻塞性肺疾病（慢阻肺）典型病情进展。只有肺量计检查可以在患者出现呼吸困难数年前检测出慢阻肺（引自 Enright PL, Hyatt RE, eds. Office Spirometry: A Practical Guide to the Selection and Use of Spirometers. Philadelphia, PA: Lea & Febiger, 1987. Used with permission of Mayo Foundation for Medical Education and Research.）

然而，基层医师很少会为吸烟者或轻 - 中度呼吸困难患者常规开展肺功能检查。但是，血压、胸部 X 线和心电图检查却是常规检查项目。编者看到一些呼吸困难待查的患者甚至连最基本的肺量计检查都没有做过，却已经先做了冠状动脉造影检查。

为什么肺功能检查开展得这么少？编者认为，许多临床医师对肺功能检查并不熟悉，也不了解应该如何分析肺功能报告，所以可能就不会开展这项检查。很遗憾的是，在医学院校和住院医师培训中关于肺功能内容的授课时间极少。此外，医师难以从当前已有的呼吸生理学和肺功能检查的书籍内容中学习到肺功能检查的实际临床价值。《2007 年联合委员会疾病特定照护认证计划慢阻肺管理方案》（2014 年 3 月更新）可能会促使基层医疗人员采用更敏感、更特异的诊断方法。

　　本书旨在使肺功能检查更加简单、易于操作，重点是介绍最常用的肺功能检查的基本临床应用，这是最重要的内容。至于那些虽然有趣但更为复杂、且临床上不是那么重要的检查操作，可参阅通用的生理学教材。

（孙永昌　译）

第 2 章

肺量计检查：动态肺容积

肺量计检查用于测量用力呼吸肺容积变化时的流量。最常见的是测试用力肺活量（forced expiratory vital capacity，FVC），测试时患者先尽量吸气，然后尽快呼尽肺内气体。本书中讨论的所有测试中，FVC 测试是最简单但也是最重要的测试。一般来说，FVC 测试能够提供最重要的肺功能检查信息。读者应该彻底理解这个过程。

第一节　容积 – 时间曲线和流量 – 容积曲线

记录 FVC 测试结果的 2 种方法见图 2-1。图 2-1A 中，患者向肺量计呼气，记录呼气容积，然后以时间为函数绘制图形（实线）。这是经典的容积 - 时间曲线，显示 4L FVC 的时间曲线。除了 FVC 外，从这条曲线中还能得到 2 个更常用的指标，第 1 秒用力呼气容积（forced expiratory volume in 1 second，FEV_1）和在 FVC 中间 50% 的最大呼气中期流量（$FEF_{25 \sim 75}$）。本章后面将讨论这些参数。

FVC 测试结果也可以绘制成流量 - 容积（FV）曲线，如图 2-1B。患者通过肺量计用力呼气，测得呼气流量（L/s）。再将容积及呼气流量（L/s）绘制为流量 - 容积曲线。本章后面将讨论从该曲线得出的几种常见参数。

这 2 条曲线反映了相同的数据，患者通过流量计或者容量计呼气，经过肺量计软件处理后可轻易绘制这 2 条曲线。结合流量和容积能够绘制以时间为函数的曲线，并快速计算出图 2-1 中显示的所有测量结果。

相反，在计算流量时，需要区分容积信号与时间。以编者的经验，流量 - 容积曲线（图 2-1B）最容易解释，也最有意义。因此，编者基本上只采用这个曲线进行分析。

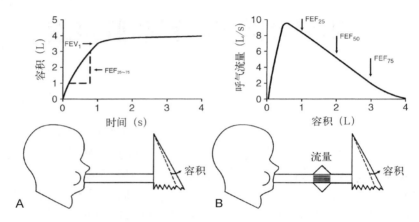

图 2-1　记录用力肺活量（FVC）的 2 种常见方法

A. 以时间为函数记录呼气容积，即容积 - 时间曲线。FEV_1. 第 1 秒用力呼气容积；$FEF_{25\sim75}$. 在 FVC 中间 50% 的最大呼气中期流量。B. 以容积为函数记录呼气流量，即流量 - 容积曲线 $FEF_{25\,(50,\,75)}$，呼出 25%（50%，75%）FVC 时的用力呼气流量

　　注释：Hyatt 博士及 Donald Fry 博士在 1960 年的经典论文中首次描述了流量 - 容积曲线。

　　注意：指导患者正确进行肺量计检查非常关键。必须在最大吸气后呼气，呼气开始时尽量快，然后尽力呼出，直到无法再呼气。后文中图 2-6 显示了"用力"和"未用力"图形。

第二节　用力肺活量测试的价值

　　FVC 测试是最重要的肺功能测试，因为任何个体在呼气时，无论肺容积多大，能达到的最大流量是唯一的。适当用力呼气便可达到最大流量，再增加呼气力量也不会提高这个流量。图 2-1B 显示了正常人在 FVC 测试中获得的最大流量 - 容积曲线。达到峰值流量后，后面

的曲线将决定任意肺容积所能达到的最大流量。因此，用力呼出 50% 肺活量后，无论患者如何用力，流量也不可能超过 5.2L/s。注意，呼出的气体越多（即肺容积减少），最大流量将逐步减小，直到剩下的容积（4L）使患者无法继续呼出气体。FVC 测试非常有效，因为最先呼出 10% ~ 15% 的 FVC 后，剩下肺容积所能达到的最大呼气流量存在上限。每个人的最大呼气流量 - 容积曲线都不一样。因为这条曲线反映流量上限，所以测试具有可重复性。最重要的是，大多数累及肺部的疾病对最大呼气流量这个指标比较敏感。

对于导致流量受限的基础生理学和空气动力学原理，此处不进行说明。但是，图 2-2 用简单的肺模型说明了相关概念。

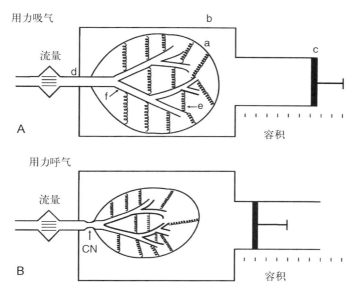

图 2-2　用力吸气（A）后和用力呼气（B）期间的简单肺模型。肺（a）位于胸腔内（b），其容积可以通过活塞（c）改变。气体通过气管（d）流出肺部。肺组织弹性（e），可推动气流，同时保持弹性支气管（f）的开放状态。用力呼气时发生临界狭窄（CN）

图 2-2A 显示了用力呼气前完全充气的肺。图 2-2B 则显示了用力呼气期间的肺。随着肺容积减少，气道动态压缩造成支气管严重狭窄，从而限制了呼气流量。随着呼气持续，肺容积进一步减少，狭窄段向

远端主支气管转移。这个模型中有三个因素决定了特定肺容积的最大呼气流量：驱动气流并保持气道开放的肺弹性（e）；气道大小（f）；流经气道的气流阻力。

FVC 测试的最大价值在于能敏感地识别肺部力学特性改变的疾病。

1. 慢阻肺　肺气肿造成的肺组织减少（肺泡破坏）导致弹性回缩力减弱，弹性回缩力是最大呼气流量的推动力。肺组织牵拉减弱造成气道狭窄，反过来又增加气流阻力，降低最大呼气流量。

2. 慢性支气管炎　气道黏膜增厚、分泌物增加会造成气道狭窄，增加气流阻力，从而降低了最大呼气流量。

3. 哮喘　支气管狭窄、黏膜炎症水肿造成气道狭窄，从而增加气流阻力，降低了最大呼气流量。

4. 肺纤维化　肺组织弹性增加可能会使气道扩张，即使肺容积减少也能够提高最大呼气流量。

第三节　参考值或正常值

可以用表中公式计算肺功能指标的正常值或预计值。参考值是从大规模非吸烟健康人群中计算得出的。重要的预测变量是受试者的身高、性别和年龄。某些人种，如非洲裔美国人和亚洲人，需要提供人种特定数值。这些数值可以利用独立的若干人种特定公式计算出来，或者在单个公式得出的数值上乘一个因数。为提高准确性，建议采用独立公式。身高因素是需要考虑的。受试者身高越高，肺容积及气道越大，因此最大呼气流量越高。相同身高下，女性肺比男性小。年龄越大，肺弹性越小，因此气道也越小，最大呼气流量越低。但是必须牢记正常预测值的固有变化（如钟形正态分布统计曲线）。几乎无从得知受试者会处于正态分布的哪一个点。例如，对于初始肺容积和最大呼气流量高于平均值的人群，如果患有肺疾病，尽管肺功能低于其本身的基线水平，但仍可能处于人群的正常范围之内。

多年来人们还采用了许多其他的参考公式。大多数公式是利用人群小样本数据推导出来的。美国国民健康与营养检验调查（NHANES

或 Hankinson）的参考公式是迄今为止样本量最大（N = 7434）的公式，在北美得到广泛认可。国际肺功能全球倡议（GLI）的参考值结合了 NHANES 的数据和其他研究的数据，共计 57 395 例患者。目前，大部分比较研究中都建议采用 GLI 肺量计测定法参考值。

> **要点**·脊柱后凸畸形的患者估算肺功能正常值时不应参考身高。为什么？因为这类患者身高值较低，如果以身高为参考值，会严重低估正常的肺容积和呼气流量。所以在参考公式中，应测量这类患者的臂展来代替身高。对于 40 岁脊柱后凸畸形的患者，如果按 147cm 身高计算，预计肺活量为 2.78L，但如果按 178cm 的臂展计算，则正确的预计肺活量为 5.18L——差距达 54%。同样的原则适用于估算流量预计值。

第四节　用力肺活量

FVC 指在 FVC 测试中呼出的气体体积；在图 2-1 中 FVC 为 4.0L。多种疾病可能导致 FVC 减少。

> **要点**·据编者所知，只有一种疾病——肢端肥大症，能导致 FVC 异常增加。这种疾病患者肺功能的其他测试结果通常是正常的。但是，由于上呼吸道软组织肥大，肢端肥大症患者发生阻塞性睡眠呼吸暂停的风险很高。

图 2-3 显示了分析 FVC 降低原因的思路。

1. 肺疾病，可能由肺切除手术或肺局部塌陷所致。许多其他疾病可能造成肺扩张受限，如肺纤维化、充血性心力衰竭和胸膜增厚。阻塞性肺病因肺呼气受限，从而使 FVC 减少（图 2-3）。

2. 胸膜腔疾病，如心脏增大、胸腔积液或肿瘤浸润至肺。

3. 胸壁受限。如果胸壁运动受限（包括胸壁异常），则肺无法正常扩张和回缩。

4.呼吸系统的扩张和回缩需要呼吸肌功能正常，主要是膈肌、肋间肌和腹肌。

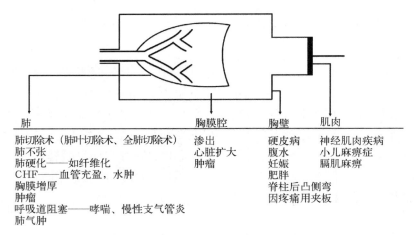

肺	胸膜腔	胸壁	肌肉
肺切除术（肺叶切除术、全肺切除术） 肺不张 肺硬化——如纤维化 CHF——血管充盈，水肿 胸膜增厚 肿瘤 呼吸道阻塞——哮喘、慢性支气管炎 肺气肿	渗出 心脏扩大 肿瘤	硬皮病 腹水 妊娠 肥胖 脊柱后凸侧弯 因疼痛用夹板	神经肌肉疾病 小儿麻痹症 膈肌麻痹

图 2-3 可限制用力肺活量的不同疾病

CHF. 充血性心力衰竭

如果考虑到列出的 4 种可能性（肺、胸膜腔、胸壁、肌肉），通常能够确定 FVC 降低的原因。当然可能会同时存在多种原因，如心脏扩大、心力衰竭、肺血管充盈和胸腔积液。请牢记，FVC 是最大最快的呼气肺活量。如果以较低流速计算，肺活量可能更大；第 3 章将讨论这种情况。

肺功能检查结果解读时经常用到 2 个术语。一是阻塞性肺病，这是一种肺疾病，会造成最大呼气流量下降，因此患者无法快速排出肺内空气；这类疾病有肺气肿、慢性支气管炎、哮喘等。它们通常与 FVC 减少有关联。二是限制性肺病，如图 2-3 中列出的疾病引起肺容积减少，这里指肺总量（total lung capacity，TLC）减少，但造成阻塞的疾病除外。

注意：在限制性肺病中，TLC 将减少到正常值以下（第 3 章）。

本章前述指出，大多数肺部力学特性改变会引起最大呼气流量下降。呼吸道阻塞引起呼气流量下降，是慢性支气管炎、肺水肿和哮喘的特点。呼气气道阻塞的常用量化指标见后文讨论。

第五节　第 1 秒用力呼气容积

FEV_1 是可重复性最高、最容易获得、最常用的肺量计测定指标。FEV_1 指 FVC 测试中第 1 秒呼出的气体容积。与 FVC 相同，FEV_1 的正常值取决于患者身高、性别、人种。图 2-4A 和图 2-4B 显示了 2 名健康受试者的 FVC 和 FEV_1；受试者（A）身高更高，FVC 和 FEV_1 更高。

当呼吸道阻塞，呼气流速减慢时，如肺气肿时，患者 FEV_1 降低，降低量反映了疾病严重程度。FVC 也可能会降低，尽管通常降低的程度较低。图 2-4C 显示了气道阻塞的严重程度。FEV_1 很容易从呼吸运动图中直接识别。可以在 FV 曲线中添加 1 秒标记以识别 FEV_1，如图 2-4 所示。造成呼气流速减慢或气道阻塞的常见疾病有慢性支气管炎、肺气肿和哮喘。

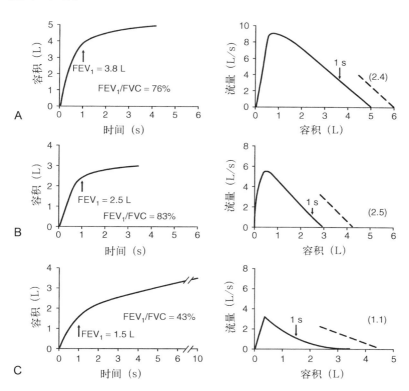

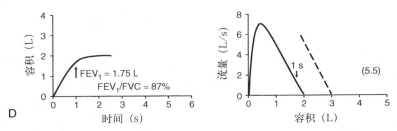

图 2-4　用力呼吸时的典型容积 - 时间曲线和流量—容积曲线

A 和 B. 不同身高的正常患者；C. 严重气道阻塞患者；D. 限制性肺病患者。箭头表明第 1 秒用力呼气容积（FEV_1）。还显示了 FEV_1 与 FVC 的比值和流量 - 容积曲线的斜率（虚线，括号内的数值为斜率）

　　图 2-4 中，限制性肺病造成 FEV_1 减小，如肺纤维化。那么下一步问题："如何分辨 FEV_1 减小的原因是气道阻塞还是限制性肺病？"下面将讨论这个问题。

第六节　第 1 秒用力呼气容积 / 用力肺活量

　　FEV_1/FVC 值通常以百分数表示。无论肺容积多少，每个人 FEV_1 与 FVC 的比值基本恒定。在普通成人中，这个比值范围为 75% ～ 85%，但随着年龄增长有所减小。儿童的呼气流速相对于其身高来说较高，因此，他们的 FEV_1/FVC 偏高，超过 90%。

　　这一比值的意义有两个方面。第一，它能够帮助快速识别气道阻塞的患者（FVC 减少）。例如，图 2-4C 中，FEV_1/FVC 非常低，仅为 43%，说明 FVC 减少可能是由气道阻塞造成的，而不是由限制性肺病造成的。第二，这个比值对于识别 FEV_1 偏低的原因非常重要。在限制性肺病的病例中（没有相关阻塞），FEV_1 和 FVC 成比例下降；因此，这个比值在正常范围内，如肺纤维化，图 2-4D，该比值为 87%。事实上，某些肺纤维化的病例中，由于肺的弹性回缩力增加，这个比值甚至会上升。

　　因此，关于如何确定 FEV_1 降低的原因是气道阻塞还是限制性肺病，答案是检测 FEV_1/FVC 值。低 FEV_1 加上正常比值可能说明是限制性肺病，或非特异性异常（见本章后述），而低 FEV_1 加上比值降低则说明阻塞性肺病的可能性大。

在严重阻塞性肺病中，用力呼气结束前，流速可能非常低，很难检测。继续用力呼气可能引起疲劳和不适。为了避免患者疲劳，在这个比值中可以将 FVC 调整为前 6 秒呼气容积，即 FEV_6。NHANES Ⅲ 中提供了 FEV_1/FEV_6 的正常值。

2005 年，某个国际学术组织建议将检测中可以测得的最大肺活量作为这个比值的分母。多数病例中采用 FVC，但偶尔也可能采用慢肺活量（SVC）。如果 SVC 超过 FVC，则 FEV_1/FVC 值低于正常水平的患者可能会调整到轻度阻塞类别。这一调整的影响和意义尚不明了（见第 14 章）。

> **要点**·观察 FV 曲线。如果观察到明显的勺样曲线或凹陷，如图 2-4C，通常是阻塞性肺病（老年健康受试者通常呈现一定程度的勺样曲线）。另外，观察 FV 曲线的斜率，流量的平均变化除以容积变化的结果。在健康受试者中，这个值通常是 2.5，正常范围为 2.0～3.0。如果是气道阻塞（图 2-4C），则平均斜率更低，为 1.1。在肺纤维化患者中（图 2-4D），斜率通常增加，达 5.5。需要研究整个曲线。

注意：低 FEV_1 和正常 FEV_1/FVC 值通常说明限制性肺病和 TLC 减小。但是，有一些患者，他们的 FEV_1 偏低，但 FEV_1/FVC 值正常（排除阻塞性肺病），且 TLC 正常（排除限制性肺病）。将异常低 FEV_1、正常 FEV_1/FVC 值加正常 TLC 称为"非特异性类型"（NSP）（图 3-8）。

第七节　最大呼气流量的其他指标

图 2-5 显示了其他常用的最大呼气流量指标，通称为用力呼气流量（maximal expiratory flow，FEF）。在阻塞性肺病中，这些指标全部降低。

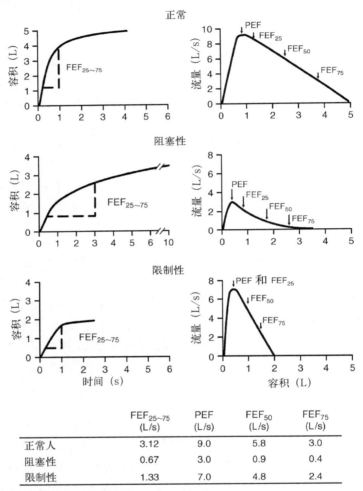

	FEF$_{25\sim75}$ (L/s)	PEF (L/s)	FEF$_{50}$ (L/s)	FEF$_{75}$ (L/s)
正常人	3.12	9.0	5.8	3.0
阻塞性	0.67	3.0	0.9	0.4
限制性	1.33	7.0	4.8	2.4

图 2-5　三种典型情况下最大呼气流量的其他指标——正常，阻塞性肺病和限制性肺病。测量 FVC 中段的呼气量，得到用力肺活量中间 50%（FEF$_{25\sim75}$）上的平均用力呼气流量（FEF），并除以呼出该容积的时间

FEF$_{25}$. 呼出 25% 的 FVC 时的 FEF；FEF$_{50}$. 呼出 50% 的 FVC 时的 FEF；FEF$_{75}$. 呼出 75% 的 FVC 时的 FEF；PEF. 呼气峰流速

　　FEF$_{25\sim75}$ 是最大呼气中期流量。这一变量可以从容积 - 时间曲线中直接测量。可使用微处理器从 FV 曲线中算出这个值。某些临床医

师认为 $FEF_{25\sim75}$ 是小气道疾病或早期气道阻塞的敏感性指标，但它的正常值范围太宽，特异性不强。目前许多指南建议不要使用这个参数来解释肺功能。

FEF_{50} 指呼出 50% FVC 时的流量，FEF_{75} 则是呼出 75%FVC 时的流量。现在的肺功能检查报告中不建议采用这些参数。

最大用力呼气流量（FEF_{max}）在开始呼气后马上出现。FEF_{max} 比其他指标更加依赖患者的执行力——患者首先必须尽力呼气才能获得可重复的数据。患者经过练习后，可以获得可重复的数据。呼气峰流速（PEF）是峰流速仪测量的指标，不属于 FVC 检查。这个指标与 FEF_{max} 类似，但不完全一样，因为使用的技术不一样。PEF 的单位通常是 L/min，而 FEF_{max} 的单位通常是 L/s。便携式峰流速仪价格低廉，可以让患者每天在家监测 PEF 变化，以监测他们的状态。这种方法主要用于哮喘患者。如图 2-5 所示，这些指标与 FEV_1 一样，在单纯限制性肺病中会降低。再次提醒，必须考虑 FV 曲线和 FEV_1/FVC 值。

第八节　如何从 FV 曲线评价患者

大多数情况，本书假设肺量计检查的结果是准确的。但是，FVC 测试的方法必须规范可靠，肺功能结果解读者也必须有能力认识和评价配合不好的结果，即使在最好的肺功能室中也存在一小部分这种情况。一般来说，可以通过 FV 曲线和肺功能检查技术员意见来判断患者肺功能。偶然情况，其他潜在问题如肌无力也可能导致不太理想的曲线。

图 2-6 中，比较了测试执行良好(A)与执行不合格或需要重复测试。测试执行良好的三个特征是：①曲线显示峰值流量快速爬升（a）；②然后曲线变得相对平坦，流量持续下降（b）；③然后曲线在 0～0.05L/s 终止，理想情况流量为零（c）。图 2-6 中的其他曲线不能满足上述任意一项特征。

另外一个重要标准是曲线应该具有可重复性。理想情况下，2 条曲线应该显示上述特征，彼此峰值差距不超过 10%，FVC 和 FEV_1

在 150ml 内或差距不超过 5%。肺功能检查技术员需要与患者合作来满足可重复的标准。医师必须检查选定的曲线来判定轮廓特征。如果结果不能令人满意，则需要重做测试，以便数据能够真实反映患者肺部的力学特性。对于配合不佳的结果，必须谨慎解读，因为这可能误诊本不存在的疾病。

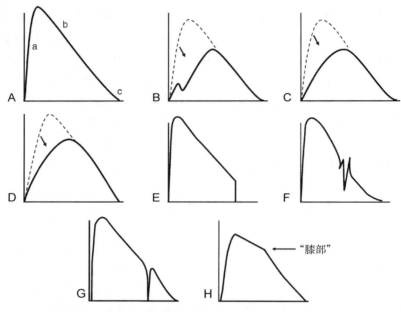

图 2-6　用力肺活量测试结果良好和结果不合格的示例

A. 测试质量好：a. 快速爬升到峰值；b. 流量持续下降；c. 流量终止于 0 ～ 0.05L/s。B. 患者在测试开始时犹豫，造成曲线不可用。C. 患者在呼气时没有尽力；需要重复测试。D. 这类曲线通常说明开始时患者没有尽力呼气，但偶尔可以重现且有效。有时称为彩虹曲线。儿童、神经肌肉疾病患者或呼吸动作配合不良的患者可能出现这种曲线。在 B、C 和 D 中，虚线指预计曲线；箭头指执行错误造成的流量下降。E. 曲线显示开始良好，但患者结束太快；需要重做测试。但有时候是可以重现的，某些年轻的非吸烟者的这种曲线也可能是正常的。F. 呼气第 1 秒期间咳嗽，造成第 1 秒用力呼气量下降。应重新执行操作。G. 患者暂时性停止呼气；需要重做测试。H. 这条曲线有一个"膝部"或"气管平台"，这是一种正常变化，通常见于非吸烟者，尤其是年轻女性

第九节　最大通气量

最大通气量（maximal volantary ventilation，MVV）是一个运动医学名词。指导患者深、快呼吸 10 ～ 15 秒，测量最稳定的 6 ～ 12 秒期间的通气量，再根据结果推算出每分钟通气量，单位为 L/min。这种测试需要学习和配合，但熟练的肺功能检查技术员能够指导患者完成检查。

相对于 FEV_1，低 MVV 提示存在可变的胸腔外（上呼吸道）阻塞、呼吸肌无力或测试过程不当。这个测试没有特异性，但的确与患者的运动能力和主诉呼吸困难有关。因此可用于评估患者承受某些手术类型的能力（见第 10 章）。

> **要点** • 正常 MVV 值约相当于 $FEV_1 \times 40$。如果 FEV_1 为 3.0L，则 MVV 应该约为 120L/min（40×3）。在评价多个肺功能检查的基础上，将预测的 MVV 最低值设为 $FEV_1 \times 30$。例如，患者的 FEV_1 为 2.5L，MVV 为 65L/min。$FEV_1 \times 30$ 为 75L/min，因此，65L/min 的 MVV 结果可能提示测试执行不良或患者疲劳。在本应正常的受试者中，引起 MVV 低于预期下限的重要病因有 2 种：大气道阻塞性病变（见本章第十一节）和呼吸肌无力（第 9 章第四节）。MVV 远高于 $FEV_1 \times 40$ 可能意味着 FEV_1 测试执行不良。但是，在晚期阻塞性疾病中，患者的 MVV 有时会超过根据 FEV_1 的预测结果，因此上述乘积估算可能用处不大（第 15 章，病例 20）。

> **要点** • 某些大气道病变（本章第十一节，要点）引起的 MVV 下降与 FEV_1 下降不成比例。肌无力的患者也可能出现类似的结果，如神经肌肉疾病（肌萎缩侧索硬化、重症肌无力和多发性肌炎）患者。因此，当 MVV 下降与 FEV_1 下降不成比例时，需要考虑这些疾病。

第十节　最大吸气流量

所有的现代肺量计测定系统都能够测量呼气流量和吸气流量。测量吸气流量的常见方法见图 2-7A。患者尽量呼气（FVC 测试），然后立即尽快完全吸气，产生吸气曲线。呼气 FV 曲线和吸气 FV 曲线结合起来形成 FV 环。气道阻力增加会同时减小最大呼气流量和最大吸气流量（MIF）。但是，与最大呼气流量存在上限不同，没有动态压缩这种机制限制 MIF。因此，吸气流量基本上取决于吸气的用力程度。

不同肺功能室对吸气流量测量的应用不同。某些肺功能室对所有患者常规进行吸气流量测量，但编者认为这个费用是不必要的。有些检验室则很少进行这个测试，这又会错过了重要的病理状况。MIF 测试的主要价值在于检测大气道病变。

第十一节　大气道阻塞性病变

涉及中央大气道（气管隆突至口咽）的阻塞性病变相对罕见。但是如果出现这类病变，常能够通过 FV 环检测出来。这是非常重要的诊断手段。

从 FV 环中识别这类病变取决于两个方面。一方面是快速呼吸过程中的改变。病变导致气道狭窄及流量降低是否仅发生在 1 个呼吸阶段（呼气相或吸气相），如果是，则病变分类为可变病变。如果病变导致气道狭窄及流量降低同时发生在 2 个呼吸阶段（呼气相及吸气相），则病变分类为固定病变。另一方面是病变部位。病变位于胸腔外（胸廓出口上）还是胸腔内（从胸廓入口到气管隆突，包含但一般不超过气管隆突）。

图 2-7 显示了正常受试者的典型 FV 环（图 2-7A），不同疾病状态（图 2-7B 和图 2-7C），以及大气道病变引起的 3 种经典 FV 环（图 2-7D ～图 2-7F）。为了评估造成大气道病变曲线独特轮廓的因素，需要分析用力呼吸时气道内压力和气道外压力之间的关系。

在用力呼气阶段，胸腔内气管内压力（Ptr）低于周围的胸腔内压（Ppl），胸腔内气道通常会变窄。胸腔外气管内压力（Ptr）高于周围的大气压（Patm），胸腔外气道通常会扩张。用力吸气阶段，胸腔外的 Ptr 低于周围压力（即 Patm），因此，胸腔外气道通常会变窄。胸腔内气管中，周围 Ppl 远低于 Ptr，胸腔内气道扩张。在可变病变中，气道大小的正常变化被明显放大了。

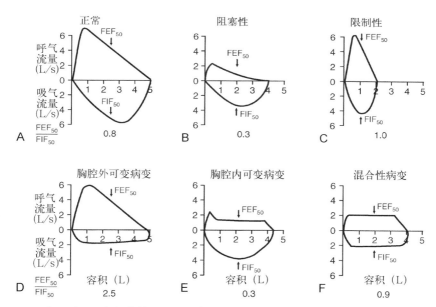

图 2-7　典型流量 - 容积曲线（A～C）与大气道病变的经典流量 - 容积曲线（D～F）的比较。吸气流量应始终超过该容积的呼气流量。否则，**考虑上呼吸道（胸腔外）阻塞**

FEF_{50}. 呼出 50%FVC 时的用力呼气流量（呼气流量）；FIF_{50}. 吸入 50%FVC 时的用力吸气流量（吸气流量）

图 2-7D 显示了胸腔外气管中可变病变的结果。这可能是由麻痹但是可以活动的声带造成的。图 2-8 中的模型（左）解释了这一现象。呼气时，气道内高压（Ptr）使声带扩张，这对呼气流量的影响有限。Ptr 超过 Patm 作用于病变部位之外。吸气时，气管内低压造成声带明

显变窄，从吸气 FV 环中可以发现流量显著下降，因为此时的 Patm 远远超过 Ptr。

图 2-8（右）中的模型也解释了图 2-7E 胸腔内可变病变，如可压缩的气管恶性肿瘤。用力呼气期间，比 Ptr 更高的 Ppl 造成气管明显狭窄，FV 环中的呼气流量持续动态下降。但是吸气流量没有受到太大影响，因为 Ppl 比气道压力更低，造成病变扩张。

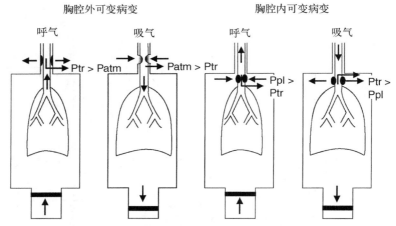

图 2-8 模型说明了大气道可变病变的病理学变化

Patm. 施加在胸腔外气管上的大气压；Ppl. 施加在胸腔内气管的胸腔内压；Ptr. 气管内压力

图 2-7F 显示了固定、孔口样病变的特征性 FV 环。这类病变，如气管肿瘤形成类似餐巾环样狭窄，或固定、狭窄、麻痹的声带——同样干扰呼气和吸气流量。病变的部位并不重要，因为无论是胸腔内压力还是胸腔外压力，都不会使病变大小改变。

有几个指标用于描述大气道病变的特征。图 2-7 显示了（FEF_{50}/FIF_{50}）。该比值在胸腔外气管可变病变的曲线与其他曲线完全不同（图 2-7D）。这个比值在其他病变中没有特异性。不同病变独有的 FV 曲线是主要的诊断特征。怀疑大气道发生病变后，需要采用直接内镜检查或影像学检查来确诊。

　　注意：某些病变可能以可变状态或固定状态为主，但又不是绝对的可变或固定状态，而是会出现中间模式，但 FV 曲线看起来异常足以引起怀疑。

　　这里没有显示图 2-7D 至图 2-7F 中对应病变的容积 - 时间曲线，因为在检测这些病变时，它们与 FV 环相比几乎没什么用处。编者将在某些临床情况中遇到的异常 FV 环列于表 2-1。

> **要点** • 如果发现孤立的、显著的 MVV 下降，但 FVC、FEV_1 和 $FEF_{25 \sim 75}$ 正常，或发现 MVV 的下降与 FEV_1 的降低很不成比例，则高度怀疑大气道阻塞。需要绘制用力肺活量曲线。当然，如果呼气曲线上出现平台，还需要绘制吸气曲线（图 2-7E 和图 2-7F）。并非所有肺功能室都会常规测量吸气曲线。需要询问肺功能检查技术员在 MVV 期间是否听到喘鸣——通常会。这类病例大多数是肺功能检查技术员发现无法解释的低 MVV 或听到喘鸣后检测到病变；然后他们绘制吸气曲线，帮助做出重要诊断。另外，需要考虑患者是否患有神经肌肉疾病，讨论见第 9 章第四节。

> **要点** • 如果肺功能室不常规提供最大吸气 FV 环检查，但患者出现以下情况时应该要求检查最大吸气 FV 环：①吸气喘鸣；②孤立的 MVV 下降；③无明显原因的严重呼吸困难但肺量计测定正常；④非典型哮喘；⑤甲状腺手术史，长时间插管或气管切开，声带功能障碍，甲状腺肿大，或颈部放射治疗。

表 2-1　流量 - 容积曲线检测到的大气道病变示例

胸腔外可变病变

声带麻痹（甲状腺手术、肿瘤侵入喉返神经、肌萎缩侧索硬化，脊髓灰质炎后综合征）

声门下狭窄

肿瘤（咽下或气管原发肿瘤、肺或乳腺原发病变转移）

甲状腺肿大

胸腔内可变病变

下呼吸道肿瘤（胸骨切迹以下）

气管软化

气管狭窄

肉芽肿症伴多血管炎（以前称为韦格纳肉芽肿病）或复发性多软骨炎

固定病变

中央大气道内的固定肿瘤（任何水平）

声带麻痹伴固定狭窄

纤维化狭窄

第十二节　小气道疾病

小气道疾病指外周气道疾病，是一种公认的病理发现。但是，很难开发出针对小气道功能障碍的特异性检测手段。依赖密度的最大呼气流速和依赖频率的顺应性检测手段都很难实行，也相对缺乏特异性（这里不讨论这个问题）。第 8 章将讨论闭合容量和第 3 阶段斜率。第 3 阶段斜率敏感性很高，但是相对缺乏特异性。能够最好反映外周气道功能的指标是 FVC 测试中低肺容积下测量的流速，包括 $FEF_{25\sim75}$、FEF_{50} 和 FEF_{75}（图 2-5），但这些测试指标的正常值变化范围太大，不建议用它们来解释肺功能。

第十三节　典型肺量计测定模式

典型肺通气功能障碍类型的简要介绍见表 2-2。因为测试结果对于大气道病变没有特异性，所以表中没有列出大气道病变的指标变化，最有诊断意义的方法是根据完整的 FV 环的形态判断。

第十四节　Gestalt 解释法

相比仅仅记住表 2-2 中列出的指标，还有一个非常有用的方法是观察比较个体的 FV 曲线与正常的预测曲线（第 14 章）。

表 2-2　典型肺通气功能障碍类型

指标	阻塞性	限制性
FVC（L）	N 至 ↓	↓
FEV_1（L）	↓	↓
FEV_1/FVC（%）	N 至 ↓	N 至 ↑
$FEF_{25 \sim 75}$（L/s）	↓	N 至 ↓
PEF（L/s）	N 至 ↓	N 至 ↓
FEF_{50}（L/s）	↓	N 至 ↓
FV 曲线斜率	↓	↑
MVV（L/min）	↓	N 至 ↓

$FEF_{25 \sim 75}$. 最大呼气中期流速；FEF_{50}. 呼出 50%FVC 时的用力呼气流速；FEV_1. 第 1 秒用力呼气容积；FV. 流量 - 容积；FVC. 用力肺活量；MVV. 最大通气量；N. 正常；PEF. 呼气峰流速；↓. 下降；↑. 上升

意见：

1. 如果怀疑受限的原因是肺纤维化，则应测定肺弥散量（第 4 章）和肺总量（第 3 章）。

2. 如果怀疑受限的原因是肌无力，则应测定最大呼吸压力（第 9 章）。

3. 为了评估肺气肿的程度，应测定肺弥散量（第 4 章）和肺总量（第 3 章）。

4. 如果怀疑哮喘，则应在给予支气管舒张剂后重复测试（第 5 章）。

在图 2-9A 中，虚线是患者的正常预测 FV 曲线。作为初步估计，这条曲线可以确定患者能够达到的最大呼气流速和容积。换句话说，它可以确定通气的力学极限，所有呼气流速处于该曲线或曲线下方（即，在曲线下面积内）。

假设图 2-9A 中正常预测曲线的患者患有慢阻肺，然后这条曲线变成图 2-9B 中显示的曲线。一眼看去，这个图提供的信息更多。首先，患者丧失大量正常区域（阴影区域），只能在测量曲线下的较小区域中呼吸。患者明显出现了严重的通气受限。FV 曲线中凹陷的阴影和低斜率提示发生阻塞病变。观察右侧数值前，便可确定 FVC 和 PEF 减小，FEV_1、FEV_1/FVC 值、$FEF_{25 \sim 75}$ 和 FEF_{50} 一定也减小。因为 MVV 限制在这个缩小的区域内，自然也会减小。图中的数值证明了这一点。

下一步，考虑图 2-9C，该患者患有肺间质纤维化。同样，只看图便可发现大量正常区域丧失，说明患者通气受限相对严重，FV 曲线的陡峭斜坡和 FVC 减小符合限制性肺病表现。还可发现 FEV_1 减小但

FEV$_1$/FVC 值正常，流量（FEF$_{25\sim75}$ 和 FEF$_{50}$）正常或下降。MVV 受的影响比图 2-9B 显示的小得多，因为尽管容积范围受限，但依然会出现呼气高流量。图中数值证实了这些结论。

作为分析肺功能数据的第一步，Gestalt 解释法非常实用。Hyatt 博士根据图 2-9B 和图 2-9C 中正常预测 FV 曲线下丧失的区域即阴影面积估计了通气受限的程度。他大致定义损失 25% 的面积为轻度通气受限，损失 50% 为中度通气受限，损失 75% 为重度通气受限，这个分级与针对肺功能受损程度的其他分级系统不一定具有相关性。

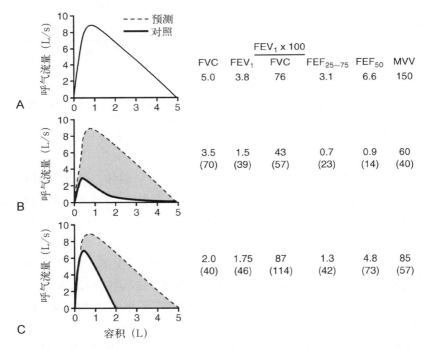

图 2-9 如果能够获得预测和观察到的流量 - 容积曲线时，则可以采用 Gestalt 法解释肺功能数据。预测曲线与实测曲线（B 和 C）之间的阴影面积是通气受限的直观指标，而健康受试者没有这个阴影（A）。B 是典型的严重气流受限。C 是典型的严重限制性肺病

FEF$_{25\sim75}$. 最大呼气中期流量；FEF$_{50}$. 呼出 50%FVC 时的用力呼气流速；FEV$_1$. 第 1 秒用力呼气容积；FVC. 用力肺活量；MVV. 最大通气量

（盖晓燕 译 孙丽娜 陈亚红 校）

第 3 章

静态（绝对）肺容积

　　静态（或绝对）肺容积的测量常为临床工作提供许多有用信息。最重要的指标包括：肺活量（vital capacity，VC）、残气容积（residual volume，RV）和肺总量（total lung capacity，TLC）。VC 的测量需要患者最大限度地吸气，然后缓慢而完全地呼气。这种肺活量称作慢肺活量（slow vital capacity，SVC）。与 SVC 相似的是吸气肺活量（inspiratory vital capacity，IVC）。测量时，患者先平静呼吸，然后缓慢而完全地呼气，再最大幅度吸气。SVC 和 IVC 结果类似。本书中使用的是 SVC 而不是 IVC。

　　完全呼气后，肺内仍有空气残留。残留的气体体积称为 RV。比较吸气相和呼气相胸部 X 线片，可以形象理解 RV（图 3-1）。在完全呼气时，肺并未完全萎陷，这是一种重要的生理现象。如果呼气时肺完全萎陷，混合静脉血到达肺内将无法摄取氧气，从而出现一过性低氧血症。此外，完全塌陷的肺充气需要非常高的吸气压力。过高的吸气压会使呼吸肌迅速疲劳，以及出现压力性肺损伤，导致气胸的发生。患有新生儿呼吸窘迫综合征的婴儿就存在这样的问题。患儿呼气末，单个腺泡单位，甚至整个肺叶出现肺萎陷。

　　RV 可以通过测量得出。RV 与 SVC 之和即为 TLC。或者，先通过测量得出 TLC，再用 TLC 减去 SVC 即可得到 RV。后面将讨论这些指标的临床意义。

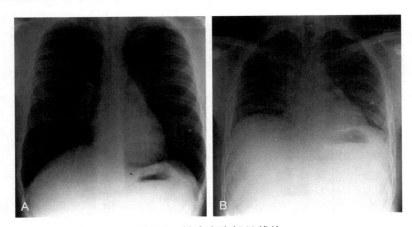

图 3-1　健康人胸部 X 线片

A.完全吸气位（即肺总量位）；B.完全呼气位，此时肺内的空气量为残气容积

第一节　慢肺活量

　　正常情况下，如图 3-2 中上半部分所示，SVC 和 FVC 是完全相同的。但在存在气道阻塞的情况下，如图 3-2 的下半部分所示，如慢阻肺或哮喘，FVC 可能比 SVC 小得多。SVC 与 FVC 的区别，反映了肺内气体陷闭。FVC 测量过程中更高的呼气流速，导致慢阻肺患者病变气道的气道狭窄和闭塞进一步加重，肺内气体不能向 SVC 测量过程中一样充分呼出。虽然生理学家对于气体陷闭很感兴趣，但它临床意义有限。然而，它确实解释了 SVC 和 FVC 之间的差异。

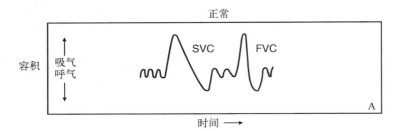

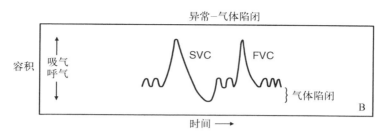

图 3-2 正常人与阻塞性肺病伴气体陷闭患者容积 - 时间曲线比较
FVC. 用力肺活量；SVC. 慢肺活量

第二节　残气容积和肺总量

图 3-3 展示了最重要的静态肺容积。测得 RV 后，与 SVC 相加得到 TLC。补呼气容积（expiratory reserve volume，ERV）是在平静呼吸（潮气呼吸）呼气后仍可以呼出的气体容积。平静呼吸时吸入或呼出的气体容积称为潮气容积。补吸气容积（inpiratory reserve volume，IRV）是在平静呼吸（潮气呼吸）吸气后仍可以吸入的气体容积。ERV 与 RV 之和称为功能残气量（functional residual capacity，FRC）。

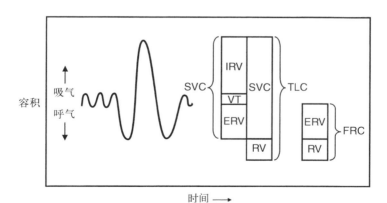

图 3-3　各种静态（或绝对）肺容积。肺总量（TLC）是残气容积（RV）和慢肺活量（SVC）之和。SVC 是补吸气容积（IRV）、潮气容积（VT）和补呼气容积（ERV）之和。功能残气量（FRC）是 RV 和 ERV 之和

残气容积是完全呼气末肺内残余的气体容积。它受胸廓活动受限、气道塌陷或压迫的影响。限制性通气功能障碍疾病患者，胸壁肌肉压迫引起的胸壁活动受限可引起残气容积减少。阻塞性通气功能障碍疾病患者，气道塌陷导致气体呼出受限，最大呼气量减少，残气容积增加。有一种例外情况，一些健康成年人无法充分收缩胸壁，导致在少数年轻人中可见到残气容积增加。这些患者中，可以见到如图 2-6E 所示的曲线。大多数慢阻肺患者 TLC 增加，而哮喘患者常不伴 TLC 增加。TLC 降低是确诊限制性通气功能障碍的必要条件。

FRC 主要为生理学家所关注。FRC 是肺向内的弹性回缩力和放松状态下的胸壁（胸廓和腹部）向外的弹性回缩力达到平衡状态时肺的容积。通常为 TLC 的 40% ~ 50%。当肺弹性降低时，如肺气肿，FRC 增加。随年龄增长，它也会出现小幅度增长。当肺纤维化时肺回缩力增加，FRC 降低。

> **要点·**通常，患者仰卧位时FRC较坐位或站立位时减低。直立时，在重力作用下，腹部内容物下拉松弛的膈肌，使胸腔和肺得以扩张。仰卧位时，重力不再拉动膈肌向下；相反，腹内容物推动膈肌上升，因此FRC降低。在各种类型的肺病患者和老年人中，仰卧位时较低的 FRC 和较小的肺容积可能会影响气体交换。当这些患者取仰卧位采血时，其动脉血可能表现为血氧浓度下降。重度肥胖患者也有类似表现。

第三节　肺容积的测量

通常，功能残气量可由测量得出。功能残气量减去补呼气容积即得出残气容积。残气容积加上慢肺活量，即可得出肺总量（图 3-3）。

如图 3-2 所示，在阻塞性肺病中 SVC 较 FVC 大。使用 FVC 加 RV 得到的 TLC，较 SVC 加 RV 计算得出的 TLC 小。相反，如果 FVC 小于 SVC，使用 TLC 减去 FVC 得到的 RV 会大于 TLC 减去 SVC 得到的 RV。按照惯例，本书中，使用 SVC 计算静态肺容积。在美国，使用 FVC，而不是 SVC，来计算第 1 秒用力呼气 FEV_1/FVC。欧洲则推荐使用 Tiffeneau 指数，即 FEV_1/SVC。

三种最常用的测量 FRC（可以测量 RV）的方法是氮冲洗法、惰性气体稀释法和体积描记法。如果这些均不可用，则可以使用影像学方法。

一、氮冲洗法

氮冲洗法的原理如图 3-4 所示。平静呼气末，患者接入检测系统。

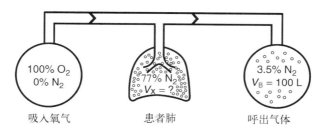

患者初始肺内 N_2 含量 $=0.8$（V_x）

$V_x=FRC$

最终呼出气袋中 N_2 含量 $=0.035$（V_B）

$V_B=$ 呼气袋体积 $=0.035$（100）

系统中无 N_2 泄漏

故初始 N_2 含量 $=$ 最终呼出气袋中 N_2 含量

0.8（V_x）$=$（0.035）（100）

$V_x=4.37\,L=FRC$

图 3-4　氮冲洗法测量功能残气量（FRC）。初始肺内氮气（N_2）含量等于 80% $N_2\times$FRC。吸入氧内 N_2 的含量为 0。患者呼出 N_2 的含量计算如上图所示。由质量平衡方程，0.8（V_x）= 0.035（V_B），计算得出 FRC（或 V_x）

肺内气体含氮浓度为 75%～78%，体积未知。让患者吸入无氮氧气，将呼出气收集入一个单独的袋子里，所有的氮气都可以从肺内呼出。测得呼出气容积及其氮浓度，通过简单的质量平衡方程，即可计算得到未知的肺容积（V_x）。实际操作中，检查过程在 7 分钟后终止时，并非所有的氮都能从肺部呼出，但这很容易校正。这种方法会低估阻塞性气道疾病患者的 FRC，因为在这种疾病情况下，存在一些通气极差的肺区，会导致极少量的氮气损失。对阻塞性气道疾病的患者，如果这项检查延长到 15 ～ 20 分钟，则能够得到更准确的数值。然而，检查过程中患者会感觉不适。

二、惰性气体稀释法

惰性气体稀释法原理如图 3-5 所示。氦、氩或氖气均可使用。肺功能仪中所含气体体积已知（V_1）（在图 3-5 中，$C1$ 是已知浓度的氦气）。在 FRC 下，患者被连接到肺功能仪并重新呼吸，直到氦气被稀释到浓度达到一个平台期，表明肺功能仪和肺内氦气的浓度相等（C_2）。因为基本上没有氦气被吸收，公式 3-1 和 3-2 可以结合起来求解 Vx，即 FRC。在实际操作中，会在管路中添加氧气以代替患者消耗的氧气，吸附二氧化碳以防止发生高碳酸血症。与氮冲洗法一样，惰性气体稀释法也会低估气道阻塞患者的 FRC。

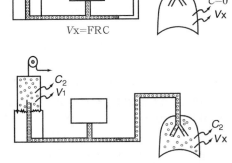

1. 平衡前

氦气含量 = $C_1 \times V1$ （公式 3-1）

2. 平衡后

氦气含量 = C_2 $(V1+Vx)$（公式 3-2）

He 无丢失，因此

$C_1 \times V1 = C_2$ $(V1+Vx)$

$$Vx = \frac{V1\ (C_1 - C_2)}{C_2}$$

图 3-5　氦稀释法测量功能残气量（FRC）。检查前，功能残气位，肺容积为 Vx。肺内无氦气。肺功能仪和管路中存在已知浓度（C_1）和容积（V_1）的氦气。当氦气达平衡后，肺内和肺功能仪及管路内氦浓度（C_2）相同，根据质量平衡方程计算出 Vx，即 FRC

三、体积描记法

体积描记法原理简单。这个原理是基于波意耳定律（Boyle's law），即在恒温（等温）下，压力（P）和体积（V）的乘积（PV）是恒定的。因为肺内的气体与毛细血管紧密接触，所以是气体恒温的。图3-6 描述了使用标准定容体积描记仪的测量方法。这项技术的优点是可以对 RV 和 TLC 进行多次快速测量。这在氮冲洗法和惰性气体稀释法中，是不可能实现的。因为对于慢阻肺的患者来说，重复测量前需要 10～20 分钟的时间使肺内气体恢复到初始状态。体积描记法可以测量包括通气不良区域在内的所有气体成分。因此，对于慢阻肺患者，FRC、RV 和 TLC 均可通过这种方法测量，且结果比其他方法更精确。在某些病例中，经体积描记法测得的 TLC 可能比其他方法多 2～3L。

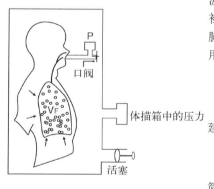

波意耳定律：$PV = P^1V^1$ (Eq. 1)

初始：P = PB   大气压（cmH_2O）V=VF

肺容积未知（FRC）

用力：P^1=PB+$\triangle$P $\triangle$P 是在口腔测量的肺泡压的增加值

V^1=VF–$\triangle$V $\triangle$V 是用力时肺内容积的减小值

建立方程：PB VF =（PB+$\triangle$P）（VF–$\triangle$V）

和：$VF = \dfrac{\triangle V}{\triangle P}$（PB+$\triangle$P）

简化为：$VF = \dfrac{\triangle V}{\triangle P}$（PB）

图 3-6　基于波意耳定律使用体描箱测量功能残气量的测量方法（公式 3-3）。受试者坐在密闭的体描箱中，体描箱中的压力（Ppleth）随着肺容积的变化而变化。当受试者停止呼吸时，肺泡压等于大气压（P_B）。试想一下，如果受试者在平静呼气末，即在 FRC 位时，口阀关闭，会发生什么情况。当受试者对着关闭的瓣膜用力呼气时，肺泡压增加，增加的压力值（$\triangle$P）可由口腔测出。由于气体压缩，肺容积减少，口阀关闭没有气流，因此体描箱中的压力减少。从而，根据体描箱中压力的变化测量容积变化（$\triangle$V）。在受试者暂时停止呼吸的情况下，活塞泵来回移动循环，利用体描箱可以测出容积变化量和体描箱中压力变化量。如此便提供了 VF 方程所需的所有数据。因为与 P_B（约 1000cmH_2O）相比 $\triangle$P 较小（约 20cmH_2O），$\triangle$P 可以忽略。最后通过省略 $\triangle$P 简化方程式

PV. 压力和体积的乘积

四、影像学方法

如果前述方法都不可用，影像学方法可用来评估 TLC。患者在 TLC 位屏住呼吸进行后前位和侧位摄片。TLC 可以用面积法或椭圆法进行估算。这项技术与体积描记法相比更为优越，在慢阻肺患者中比惰性气体稀释法更准确。它对肺纤维化患者的检测也同样准确。此方法不难但需要在最大吸气位摄片。也可以使用计算机断层扫描（computed tomography，CT）计算 TLC。它相当准确，但也需在 TLC 位上获取图像。

第四节　检查残气容积和肺总量的意义

了解 RV 和 TLC 有助于确定 FVC 和 FEV_1 下降是因为限制性通气功能障碍还是阻塞性通气功能障碍。从 FV 曲线来看，这种区别并不总是那么显而易见。当出现明显的过度充气或纤维化时，胸部影像学检查可能会有所帮助。有趣的是，CT 检查显示存在肺气肿时，肺功能并不一定会出现阻塞性通气功能障碍。事实上，这是肺量计和肺容积检查结果正常而单纯一氧化碳弥散量（diffusing capacity of carbon monoxide，D_{LCO}）降低的常见原因。

如第 2 章第六节所述，FEV_1/FVC 值对于鉴别诊断很重要。然而，如果哮喘患者没有喘息、FVC 和 FEV_1 同时降低，那么 FEV_1/FVC 及 FV 曲线可能是正常的。这些患者中，RV 会轻度增加，但 TLC 通常正常。

慢阻肺患者特别是肺气肿患者中，TLC 和 RV 常增加。通常，RV 的增加较 TLC 明显，所以 RV/TLC 也有增加。肢端肥大症患者 TLC 和 RV 同样增加，但 RV/TLC 正常。

根据定义，限制性通气功能障碍患者 TLC 降低，RV 可能减少，但这不是诊断的必要条件。除非有 TLC 降低的证据，否则无法确诊限制性通气功能障碍。证据可以是直接测定 TLC，也可以是胸部 X 线片上表现的肺容积缩小，或者 FV 曲线存在明显的斜率增加（图 2-4）。

> **要点** • 肺癌或支气管扩张肺切除术后患者 TLC 和 RV 下降，但是这两种疾病并非常见的限制性通气功能障碍的病因。因为这两种疾病常与气道阻塞相关，且 RV/TLC 异常升高。此外，FV 曲线上可见明显的阻塞性通气功能障碍图形，伴 FEV_1/FVC 下降。患者表现为混合性通气功能障碍。

第五节　使用 Gestalt 方法理解绝对肺容积数据

图 3-7 选取了图 2-9 中的 FV 曲线，帮助理解绝对肺容积的变化情况。图 3-7A 描述正常人 FV 曲线：TLC 7L，RV 2L，RV/TLC 值为 29%。

图 3-7B 显示重度阻塞性通气功能障碍。除了流速降低，还表现为 RV 和 TLC 增加。RV 增加较 TLC 明显。右侧的数字证实了这些变化。另外，还需要考虑慢阻肺肺切除的影响（本章第四节）。

图 3-7C 中的 FV 曲线显示了重度限制性通气功能障碍。此障碍诊断要求 TLC 降低，RV/TLC 值基本正常。详见图右侧的数值。

关于图 3-7C 的一个问题是"限制性通气功能障碍的原因是什么？"回答这个问题，需要回顾图 2-3，除了阻塞性疾病外，所有疾病都需要考虑。大多数限制性通气功能障碍的原因可从病史、体检和胸部 X 线片检查中明确。在肺纤维化时，患者弥散功能下降（在第 4 章中讨论），影像学改变明显。通过评估 FV 曲线，通常可以排除患者配合不佳（图 2-6）。

与图 3-7C 相似但呼气峰流量减少的曲线出现在神经肌肉疾病患者中，如肌萎缩侧索硬化的患者中。这些疾病患者的最大通气量（MVV）通常会降低（第 2 章第九节）。此外，如第 9 章所述，随着 FVC 的降低，最大呼吸肌力量也随之降低。有趣的是，双侧膈肌麻痹患者可以呈现这种情况。然而，这些患者的不同之处在于，当患者平卧位时，呼吸困难加重，往往无法耐受。

一些严重肥胖的患者也有图 3-7C 中的表现。他们的体重指数（BMI）严重超标。体重指数超过 $25kg/m^2$ 被认为是超重，超过 30 被认为是肥胖。在编者的实验室中，发现体重指数超过 35kg/m² 者，FVC 平均下降 5% ～ 10%（数据未发表）。然而，有一个很大的变异：一些肥胖的人肺容积正常，而另外一些患者肺功能严重异常。这些差异部分与脂肪分布或与脂肪重量与肌肉重量之间的关系有关。腰围增大或腰臀比增大的患者通气功能障碍更重。

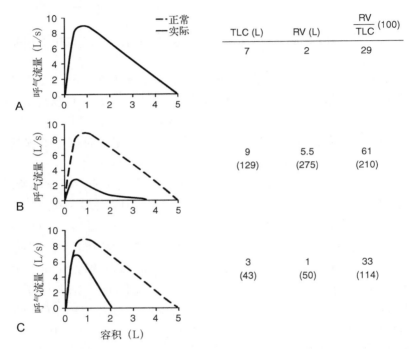

图 3-7　进一步使用 Gestalt 方法理解图 2-9。注意预计值（虚线）曲线和实际值曲线（实线）之间的部分未着色

A. 正常；B. 重度阻塞；C. 重度限制。括号中的数字是占预计值的百分比。RV. 残气容积；TLC. 肺总量

　　图 3-8 显示了两条曲线，其 FEV_1 和 FVC 降低，而 FEV_1/FVC 值正常。两者都符合限制性通气功能障碍表现。然而，这两种情况，TLC 是正常的。因此，不能诊断限制性通气功能障碍。这种情况称为非特异性类型（nonspecific pattern，NSP）（第 2 章第六节，第 3

章第七节）。

　　有时可以做出更明确的诊断。例如，图 3-8A 显示了 FV 曲线的平行位移。患者表现为轻度至中度通气功能障碍。这在轻度哮喘患者中很常见。TLC 正常，RV 和 RV/TLC 轻度增加。这些哮喘患者伴或不伴喘息。患者在吸入支气管舒张剂后，FV 曲线上的呼气流量增加高于正常值。如果没有出现这种情况，建议进行乙酰甲胆碱激发试验或测定呼出气一氧化氮，以进一步明确哮喘诊断。这些检查将在第 5 章中讨论。

　　图 3-8B 显示中度 NSP。这个病例中，FV 曲线的斜率增加，但患者没有肺实质受累的临床证据，肺弥散功能（D_{LCO}，见第 4 章）及 TLC 正常。这种情况也可以发生在相对稳定的哮喘患者中。综合考虑病史和查体可为诊断提供帮助。患者支气管舒张试验或者乙酰甲胆碱激发试验结果可能是阳性的。

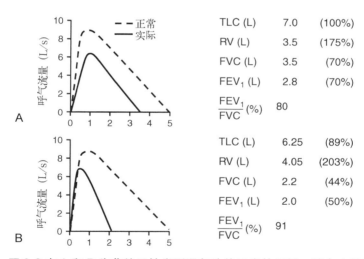

图 3-8　图 3-8 中 A 和 B 为非特异性类型通气功能异常的示例，其中 1 秒用力呼气容积（FEV_1）和用力肺活量（FVC）成比例减少，FEV_1/FVC 正常，肺总量（TLC）正常。括号中的数字是占预计值的百分比。注意残气容积（RV）增加。这不应与先前讨论的 RV 也增加的阻塞性疾病相混淆（本章第七节）

编者对 100 例 NSP 患者进行了随机研究（第 2 章）。所有患者 TLC（由体积描记法测定）及弥散能力均在正常范围内；排除了限制性通气功能障碍。其中男性 62 人，女性 38 人，年龄在 20 岁以上。患者多伴有气道高反应性，支气管舒张试验阳性或乙酰甲胆碱激发试验阳性。其中 50 名患者肥胖。尽管 FEV_1/FVC 值正常，但仍有 16% 的患者被诊断为慢阻肺。如果发现 NSP，则应使用支气管舒张剂或乙酰甲胆碱激发试验进行气道高反应性检测，有时需要同时使用这两种方法。在后续针对 1289 例患者的研究中，64% 的患者 NSP 持续至少 3 年。FV 曲线的正常预计值对于结果判断十分重要。表 3-1 是表 2-2 的扩展：添加了 TLC、RV 和 RV/TLC 值。

表 3-1　通气功能障碍类型

类型	阻塞	限制
FVC（L）	↓	↓
FEV_1（L）	↓	↓
FEV_1/FVC（%）	N 至 ↓	N 至 ↑
$FEF_{25\sim75}$（L/s）	↓	N 至 ↓
PEF（L/s）	N 至 ↓	N 至 ↓
FEF_{50}（L/s）	↓	N 至 ↓
Slope of FV curve	↓	↑
MVV（L/min）	↓	N 至 ↓
TLC	N 至 ↑	↓
RV	↑	↓ 至 N 至 ↑
RV/TLC（%）	↑	N 至 ↑

注：$FEF_{25\sim75}$. 最大呼气中期流量；FEF_{50}. 呼出 50% 用力肺活量时的用力呼气流量；FEV_1. 第 1 秒用力呼气容积；FV. 流量 - 容积；FVC. 用力肺活量；MVV. 最大通气量；N. 正常；PEF. 呼气峰流速；RV. 残气容积；TLC.肺总量；↓. 降低；↑.升高

第六节　混合性通气功能障碍

临床上偶尔会遇到一些无肺切除史的患者，其检查显示 TLC 降低（限制），FEV_1/FVC 值降低（阻塞）。这在完整肺功能测试中有 1% ～ 2% 的发生率。通常使用 FEV_1 占预计值的百分比来评估阻塞的程度。然而，在上述情况下，FEV_1 的减少部分是由 TLC 的减少造成的。建议采用以下方法进行校正：将测量的 FEV_1 占预计值百分比除以测量的 TLC 占预计值百分比。例如，受试者的 TLC 为 6L，占预计值百分比为 70%，FEV_1 占预计值百分比为 40%。FEV_1%（40%）除以 TLC%（70%）（40/70=57% 预测值）。因此阻塞程度从 40% 校正到 57%，是中度或中重度，而不是重度。

第七节　非特异性通气功能障碍

编者实验室 18% ～ 20% 患者肺功能测试结果提示有限制性通气功能障碍，即 VC 降低而 FEV_1/FVC 正常。这种情况被 COPD Gene 研究称为一秒率保留的肺功能异常（preserved ratio impaired spirometry，PRISm）。在这些病例中，测定肺容积后，仅 50% 患者确定存在限制性通气功能障碍。另外，50% 的患者则表现为 FVC 降低而 TLC 和 FEV_1/FVC 正常。2009 年以前，这种情况没有命名。那一年编者发表了一篇论文，描述这种情况的特征（图 3-8）并称其为"非特异性类型"。这些患者中，男性占 62%，虽然他们 FEV_1/FVC 值正常，但 50% 以上有阻塞性疾病的证据。许多患者患有哮喘。最常见的情况是超重：77% 超重（BMI ≥ 25kg/m^2），50% 肥胖（BMI ≥ 30kg/m^2），25% 极度肥胖（BMI ≥ 35kg/m^2）。少数没有超重或哮喘的患者，发现其患有心力衰竭、肌无力、癌症、胸廓畸形。在后续的研究中随访 3 ～ 5 年，发现 64% 的患者仍持续存在非特异性类型，16% 发展为限制性通气功能障碍，15% 发展为阻塞性通气功能障碍，3% 发展为正常，2% 发展为混合性通气功能障碍。在未发表的数据中，编者发现被诊断为 NSP

的患者中，50% 的患者气道阻力增加。

第八节　复杂限制性通气功能障碍

在典型的限制性通气功能障碍疾病（如间质性肺病）中，患者肺容积按比例减少。TLC 和 VC 的降低的程度相一致，并且 RV 可正常或降低。然而，还会见到一些患者 VC 的下降程度远远大于 TLC。这种情况并不罕见。例如，TLC 轻微降低，占预计值 72%，而 VC 则低至占预计值 38%。在这种情况下，RV 增加，而不是减少。这种情况如何解读呢？肺功能学者们对于是根据 TLC 占预计值百分比还是 FVC 占预计值百分比来评估限制性通气功能障碍的严重程度产生了争论。大多数学者使用前者。上面的例子中，如果使用 TLC 占预计值百分比，评估结果为轻度限制性通气功能障碍；但如果使用 FVC 占预计值百分比，评估结果则为重度限制性通气功能障碍。这是轻度到重度的限制性通气功能障碍吗？几年前，编者注意到这个问题，并对此类病例进行了简要回顾，仔细观察发现，在大多数此类病例中混杂有导致 FVC 降低的"其他因素"。这一观察结果启发编者进行了复杂限制性通气功能障碍的研究。当 FVC 占预计值百分比比 TLC 占预计值百分比小 10% 以上时，通常会伴随"其他疾病"，如肌无力、胸壁受限（包括肥胖）、配合不佳或隐匿性阻塞性通气功能障碍。RV/TLC 在复杂性限制性通气功能障碍和非特异性类型下均增加（阻塞性通气功能障碍不是 RV/TLC 升高的唯一原因）。在许多情况下，测量最大呼吸压是有帮助的。此外，这类患者通常可以通过影像学或其他的检查来进一步明确病因。

第九节　用力程度对 FV 曲线的影响

这是一个经常被忽视的重要话题。图 3-9 说明了用力程度不同如何影响 FV 曲线，从而影响 FEV_1 值。

患者两次呼气的呼气容积相同，但 b 曲线呼气力量较小，PEF 较低。但令人惊讶的是，b 曲线 FEV$_1$ 较 a 曲线增加了 17%。后来，患者重复测了两次，得到两条 PEF 相同的曲线，而 FEV$_1$ 的值也是相同的。PEF 的可重复性保证了 FEV$_1$ 的可重复性。

在曲线的初始部分，PEF 与胸腔内压有很好的相关性。一般来说，胸腔内压越高，PEF 越高，FEV$_1$ 的可重复性越高。在评估患者对支气管收缩剂或支气管舒张剂的反应时（如第 5 章所述），应意识到用力程度对于 FEV$_1$ 的影响。比较 FEV$_1$ 随时间的变化，关注该混杂因素也很重要。有一个生理学现象可以解释这种明显的悖论，即更少的努力导致更大的流量，这与肺泡气体的初始压缩程度不同有关。为了最大限度地减少该混杂因素，在所有 FVC 测量工作中都要使患者达到最大峰流速。如果得到几条几乎相等体积 FVC 的曲线，选择峰流速最高的曲线计算 FEV$_1$。这将得到重复性最好的 FEV$_1$。更重要的是，这种用力程度的影响在阻塞性通气功能障碍的患者中更显著。

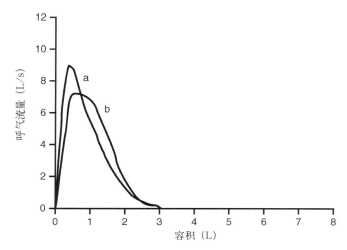

图 3-9　两条连续的最大流量 - 容积曲线

a 曲线. 患者用力方法正确，FEV$_1$. 2.31L。b 曲线. 患者用力较轻, 峰流速较前略低, 7.2L/s。但 b 曲线 FEV$_1$ 达到了 2.7L，较 a 曲线增加 17%

要点・使用体积描记法和惰性气体稀释法（氮气或氦气）测 TLC。如果体积描记法测得的数值较惰性气体稀释法大，说明该患者存在气道阻塞、肺通气不佳。后面第4章第二节，D_{LCO} 的测量中描述了通气不良患者的肺容积的其他评估方法。

要点・残气容积的影响因素有哪些？当健康成人和阻塞性通气功能障碍的患者缓慢而完全地呼气时，随着肺容积降低出现气道狭窄，气道阻力会急剧增加（见图7-4）。当气道阻力接近无穷大时，不再呼气，达到残气容积。这时，外周的小气道基本上是关闭的。残气容积增加有时是早期气道疾病的第一个征象。儿童和年轻人，以及胸壁受限的患者残气容积的测定可能出现例外。其 FV 曲线可能显示气流突然停止，其轮廓类似于图2-6E所示。气道阻力增加并未导致呼气终止。相反，患者由于呼吸肌力量不足，无法进一步压迫胸壁和腹部，造成呼气终止。这种残气容积的增加并非异常，常随年龄增长而改善。因此，对于胸壁受限的患者，应谨慎使用"气体陷闭"一词。

（张　静　译　盖晓燕　陈亚红　校）

第 4 章

肺弥散量

氧从环境空气中转运到动脉血液里的一个重要步骤是弥散，即氧从肺泡中的气体转运到红细胞内的血红蛋白上。相关解剖结构如图4-1A 所示。氧分子的转运路径如图 4-1B 所示。它们必须穿过肺泡壁、毛细血管壁、血浆和红细胞膜，然后与血红蛋白结合。

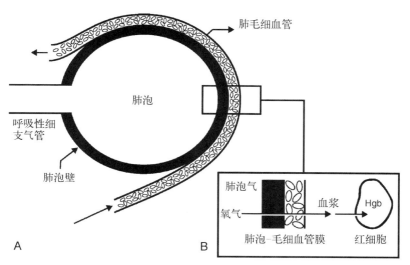

图 4-1　氧气弥散进入血液的必经之路——肺泡 - 毛细血管膜。在 B 中，肺泡壁用黑色矩形表示

Hgb：血红蛋白

肺弥散量（The diffusing capacity of the lungs，DL）用于评估氧

从肺泡中气体到红细胞的转运。氧的转运量主要由三个因素决定。第一个因素是肺泡 - 毛细血管膜的面积（A），它由肺泡和毛细血管壁组成。面积越大，转运速度越大，弥散能力越高。肺泡面积受肺泡壁含血毛细血管数量的影响。第二个因素是膜的厚度（T）。膜越厚，D_L 越低。第三个因素是驱动压力，即肺泡气体和静脉血液之间的氧分压差（ΔPO_2）。肺泡氧分压高于肺动脉脱氧静脉血氧分压。这种差别越大（ΔPO_2），转移的氧气越多。它们之间的关系可以表示为：

$$D_L \approx \frac{A \times \Delta PO_2}{T}$$

（公式 4-1）

第一节 一氧化碳的弥散量

氧弥散量（D_{LO_2}）可以直接测量，但这在技术上非常困难。测量一氧化碳的弥散量（D_{LCO}）要容易得多，它能有效地反映氧的弥散。D_{LCO} 本质上，是用肺泡和静脉一氧化碳张力的差别（ΔPCO）代替公式 4-1 中的氧分压差。

已有几种估算 D_{LCO} 的技术。最广泛使用的是单次呼吸法估算一氧化碳弥散量（SBD_{LCO}）。患者呼气至残气容积，然后吸入含有极低浓度一氧化碳（CO）和惰性气体（如氦气）的混合气体。最大限度地吸入后，患者屏住呼吸 10 秒，然后尽力呼气。在屏气时，当氦气与肺泡气体平衡时，一氧化碳被吸收。收集并分析呼出的肺泡气体样本。通过测量呼出的一氧化碳和氦气的浓度，可以计算出 D_{LCO} 的值。氦用于计算肺泡容积（V_A），它等于肺总量（TLC）减去解剖无效腔。呼出的一氧化碳用于计算转移到血液中的一氧化碳量。

D_{LCO} 的单位是 ml/（min·mmHg）。驱动压力指肺泡气体和血液中的一氧化碳分压之差。

SBD_{LCO} 测量技术的细节是复杂的。为改善实验室间检测的准确性和可重复性，美国胸科学会和欧洲呼吸学会制定了检测标准。

第二节　D_{LCO} 的正常值

D_{LCO} 平均正常值为 20 ～ 30ml/（min·mmHg）；也就是说，每毫米汞柱驱动压力（即肺泡气体和血液中的一氧化碳分压之差）每分钟传输 20 ～ 30ml 一氧化碳。正常值取决于年龄（随年龄增长而降低）、性别（女性略低）和体型（身材越高，肺越大，D_{LCO} 越高）。加入氦气可以估算肺泡通气量。D_{LCO}/V_A[也许称之为一氧化碳弥散系数（K_{CO}）更好] 常被错误地认为是"校正肺容积的 D_{LCO}"。事实上，随着肺容积的变化 K_{CO} 并不是恒定的。如果在 TLC 低的条件下测量，K_{CO} 会以曲线的方式增长。因此在限制性肺病患者中正常的 K_{CO} 并不少见。K_{CO} 不应被视为"校正肺容积的 D_{LCO}"。

使用较旧的肺功能检查设备，一些肺活量小的患者无法呼出足量的混合气体进行此类测试的有效测量。带有快速气体分析仪的较新系统能够对大多数此类测试患者进行有效测量。

> **要点·**在健康患者中，V_A 几乎等于 TLC，可以作为 TLC 的估计值。在大多数限制性通气功能障碍的情况下，V_A 也是一个很好的估计值。在阻塞性疾病中，由于通气的不均匀分布，V_A 低估了 TLC，就像氮冲洗法和惰性气体稀释法一样（参见第 3 章第二节）。体积描记法获得的 TLC 与 V_A 之间的差异可用来评估气体分布不均匀的严重程度，即通气不足区域的肺容积（参见第 3 章，第一个重点）。

第三节　D_{LCO} 下降的原因

任何引起有效弥散面积降低或肺泡 - 毛细血管膜增厚的因素都会使 D_{LCO} 下降（图 4-1B 和公式 4-1）。基于这些考虑，可以确定弥散功能下降的原因（表 4-1）。主要原因如下。

1. 弥散面积减少

（1）肺气肿：虽然肺容积增加，但是肺泡壁和毛细血管受损，所以总气体交换面积减少。严重气道阻塞的患者 D_{LCO} 降低强烈提示存在肺气肿。

（2）肺叶切除：如果只切除一小部分肺（如切除一叶肺，其他均正常），则剩余正常肺毛细血管参与可形成等量的气体交换表面积和毛细血管容积，因此 D_{LCO} 不变。如果有大量的毛细血管表面积丢失，如肺切除术，则 D_{LCO} 减少。

（3）支气管阻塞：阻塞支气管的肿瘤使肺表面积和肺容积明显减少。除此之外其他方面正常，D_{LCO}/V_A 可能增加。

表 4-1　弥散功能下降的原因

弥散面积减少

　　肺气肿

　　肺／肺叶切除

　　支气管阻塞，如因为肿瘤

　　多发肺栓塞

　　贫血

肺泡 - 毛细血管膜厚度增加

　　特发性肺纤维化

　　充血性心力衰竭

　　石棉沉着病

　　结节病，肺实质受累

　　胶原血管病——硬皮病，系统性红斑狼疮

　　药物诱发肺泡炎或者纤维化——博来霉素、呋喃妥因、胺碘酮、甲氨蝶呤

　　过敏性肺炎，包括农民肺

　　朗格汉斯细胞组织细胞增生症（组织细胞增生症 X 或嗜酸性肉芽肿）

　　肺泡蛋白沉积症

其他

　　吸烟引起的高一氧化碳分压

　　妊娠

　　通气灌注不匹配

（4）多发肺栓塞：通过阻断肺泡毛细血管的灌注，栓子有效减少了毛细血管面积。原发性肺动脉高压导致毛细血管面积减少，但不能持续可靠地导致 D_{LCO} 减少，原因不明。

（5）贫血：通过减少肺毛细血管血红蛋白，贫血也有效地减少了弥散面积，因为无论在何种情况下，贫血可降低毛细血管血容量。男性贫血通常采用下列校正公式：

$$D_{LCO}(cor) = D_{LCO}(unc) \times (10.22 + Hb) / (1.7 \times Hb) \qquad （公式 4-2）$$

其中 cor 代表校正，unc 代表未校正，Hb 代表血红蛋白。对于女性来说，第一组括号中的系数是 9.38，而不是 10.22。

2. **肺泡 - 毛细血管膜厚度增加**　如第 6 章所述，在下列情况下，大部分 D_{LCO} 减少也被认为是由通气和灌注不匹配引起的。

（1）特发性肺纤维化：也称为隐源性纤维性肺泡炎或普通型间质性肺炎，它使肺泡 - 毛细血管膜增厚，肺容积减少。

（2）充血性心力衰竭：在这种疾病中，液体漏入间隙组织（间质水肿）或肺泡，从而延长了弥散途径。

（3）石棉沉着病：这是由于接触石棉引起的肺纤维化。

（4）结节病：肉芽肿性病变可使肺泡壁增厚或引起显微解剖变形。

（5）胶原血管病：如硬皮病和系统性红斑狼疮可能使毛细血管壁发生改变或闭塞，有效增加弥散屏障。D_{LCO} 减少可能是这类疾病最先出现的肺功能异常。

（6）药物诱发肺泡炎或纤维化：博来霉素、呋喃妥因、胺碘酮和甲氨蝶呤通常会改变气体交换。

（7）过敏性肺炎：这种情况包括农民肺。

（8）朗格汉斯细胞组织细胞增生症，以前称为组织细胞增生症 X 或嗜酸性肉芽肿。

（9）肺泡蛋白沉积症：肺泡充满富含磷脂的物质。

3. **其他原因**

（1）大量吸烟者血液中的高 CO 分压会降低 ΔPCO 或 CO 的驱动压力。这会降低 D_{LCO}（公式 4-1）。

（2）据报道，妊娠期间由于血红蛋白减少，毛细血管血容量增加，肺容积减少，可能造成通气和灌注不匹配程度增加，对 D_{LCO} 有不同程度的影响。

（3）既往认为单纯 D_{LCO} 的降低（如肺量计和肺容积测定结果正常）可提示患肺血管疾病，如原发性肺动脉高压、复发性肺动脉栓塞或闭塞性血管病。然而，一项队列研究证实，这一发现实际上多见于肺气肿或肺纤维化或两者兼有的患者（肺纤维化合并肺气肿的患者）。

第四节　D_{LCO} 上升的原因

D_{LCO} 的上升并不少见，通常也不是一个非常受关注的问题。然而，有一些有趣的原因引起 D_{LCO} 上升。在一项对 D_{LCO} 较高的患者（> 140% 预测值）的研究中，发现大多数患者具有肥胖或哮喘表现或两者兼有，大多数这类患者，如果有哮喘或者肥胖的证据，D_{LCO} 上升可能并不需要进一步评估。应考虑以下潜在病因。

1. 哮喘　一些哮喘患者，特别是无症状时，D_{LCO} 上升，可能是因为其肺血流分布更均匀。

2. 肥胖　D_{LCO} 在肥胖者中可能上升，特别是那些极度肥胖的人。这种上升被认为是由于肺血容量增加。

3. 仰卧位　当患者仰卧时，很少测量 D_{LCO}，这种姿势会引起 D_{LCO} 上升，因为肺上叶的灌注和血容量增加。

4. 运动或非休息状态　D_{LCO} 因肺血容量增加而上升。

5. 红细胞增多症　毛细血管红细胞增多。这基本上等于增加公式 4-1 中面积（A）。

6. 肺泡内出血　如肺出血肾炎综合征，肺泡内的血红蛋白与 CO 结合，造成 CO 摄取增加的假象，从而导致计算出的 D_{LCO} 增加。

7. 心内左至右分流　这会导致肺毛细血管容积增加。

图 4-2 至图 4-4 显示了 D_{LCO} 知识非常有用的病列。

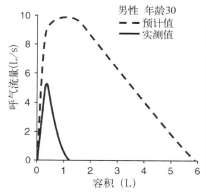

TLC	2.1 L	(28%)
FVC	1.12 L	(19%)
FEV_1	1.04 L	(21%)
FEV_1/FVC	93%	(100%)
MVV	81 L/min	(43%)
D_{LCO}	15ml/(min·mmHg)	(43%)
SaO_2	Rest	95%
	Exercise	88%
Slope FV curve	7.5	(2~3.0)

图 4-2　严重限制性疾病病例。肺总量（TLC）明显降低，第 1 秒用力呼气容积与用力肺活量（FEV_1/FVC）值高，肺一氧化碳弥散量（D_{LCO}）降低，血氧饱和度（SaO_2）随运动增加而降低。最大通气量（MVV）没有 FEV_1 降低明显；因此，$FEV_1 \times 40$ 的计算方法在这种情况下无用。流量 - 容积（FV）曲线的斜率和 D_{LCO} 的减少提示肺实质原因引起的严重限制。这个病例诊断为特发性肺纤维化。括号中的数字是实测值占预计值的百分比，FV 曲线的斜率除外，其中的数字表示正常范围

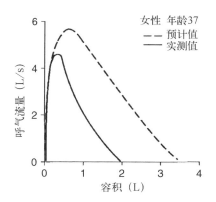

TLC	3.35 L	(71%)
FVC	1.98 L	(57%)
FEV_1	1.70 L	(58%)
FEV_1/FVC	86.3%	(100%)
MVV	50 L/min	(45%)
D_{LCO}	22ml/(min·mmHg)	(96%)
SaO_2	Rest	96%
	Exercise	94%
Slope FV curve	2.94	(2~3.0)

图 4-3　与图 4-2 一样，该模式与限制性过程一致（TLC、FVC 和 FEV_1 降低，FEV_1/FVC 值正常）。然而，与图 4-2 中的病例不同的是，D_{LCO} 是正常的，FV 曲线的斜率也是正常的。MVV 也降低。进一步的检查显示呼吸肌力量严重下降（第 9 章），与肌萎缩侧索硬化的诊断一致（括号内数字与图 4-2 中定义一致）

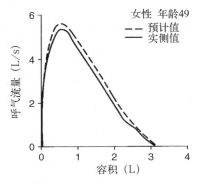

TLC	4.81 L	(102%)
FVC	2.90 L	(92%)
FEV$_1$	2.37 L	(90%)
FEV$_1$/FVC	82%	(100%)
MVV	100 L/min	(100%)
D$_{LCO}$	10ml/(min·mmHg)	(45%)
SaO$_2$	Rest	96%
	Exercise	90%
Slope FV curve	2.2	(2~3.5)

图4-4　在这个病例中，患者没有明显的通气限制，FV曲线下的面积是正常的。所有测试值均正常，除了 D$_{LCO}$ 显著降低和运动时血氧饱和度下降。患者诊断为原发性肺动脉高压（括号内数字与图4-2中定义一致）

第五节　其他情况

　　D$_{LCO}$ 的检测非常敏感。为了保证检测质量，编者制订了比已发布标准更严格的检测流程。将 D$_{LCO}$ 检测之间的变异度作为一个质控指标，健康受试者定期进行自我测试，测试结果之间的变异度在 ±3.2ml/(min·mmHg)。发现健康人轻度呼吸道感染时短暂下降 3 ～ 5ml/(min·mmHg)。对于特发性肺纤维化、结节病和需要监测化疗毒性或评估治疗干预措施来说，弥散功能监测非常有价值。

　　人们可能认为静息时 D$_{LCO}$ 的变化与动脉氧分压（PaO$_2$）密切相关。然而，情况并非总是如此。例如，一叶以上肺切除，D$_{LCO}$ 通常降低，但 PaO$_2$ 基本正常。然而，低静息 D$_{LCO}$ 通常与运动期间 PaO$_2$ 的减少相关。

　　要点·D$_{LCO}$ 下降提示肺血管或肺实质疾病。对于胸部X线片正常且无气道阻塞迹象的患者，这可能意味着需要进一步检查，如进行高分辨率计算机断层扫描，寻找间质改变，或进行超声心动图检查，以测量肺动脉压力。

（孙丽娜　译　张　静　陈亚红　校）

第 5 章

支气管舒张剂和支气管激发试验

肺量计检查通常在支气管舒张剂给药之前和之后分别进行，以评估患者对此类药物的反应性。哮喘患者普遍存在严重的可逆性阻塞性通气功能障碍，而持续不可逆性的气流阻塞是慢阻肺的特征。哮喘与慢阻肺症状存在很大程度的重叠，因此，通过这种反应性来区分不同的疾病状态并不可靠。

第一节 支持或反对支气管舒张试验的原因

使用 β_2 受体激动剂的禁忌较少。异丙托溴铵可以代替 β_2 受体激动剂或联合 β_2 受体激动剂使用。支气管舒张试验的主要价值如下。

1. 首次进行试验时，至少在进行试验时，了解应用支气管舒张剂前后的改变，可以对肺功能的损伤程度有所了解。患者支气管舒张试验反应程度与对吸入性支气管舒张剂的临床反应程度、对急性加重的敏感性、肺功能随时间下降的速率及对吸入类固醇皮质药物的治疗反应性具有相关性。

2. 慢阻肺的定义是尽管吸入了支气管舒张剂但仍存在气流阻塞。根据 GOLD 慢阻肺诊断、治疗及预防全球策略，应根据应用支气管舒张剂后的肺量计检查结果水平对气流受限程度进行分级。

3. 患者对支气管舒张剂的反应程度取决于所用支气管舒张剂的类型和作用强度。在大多数慢阻肺患者中，传统剂量的 2 吸沙丁胺醇通常会导致产生最小至中等的反应。较大剂量（例如，沙丁胺醇和异丙托溴铵各 4 吸）会导致较大的平均反应和更大比例的具有"阳性"反应的患者数量。

4. 患者对支气管舒张剂的反应程度在各次试验之间可能会有所不同，并且支气管舒张试验对于使用支气管舒张剂的临床效果的预测性较差。如果没有明显改善，对阻塞性疾病患者进行吸入性支气管舒张剂的治疗试验（如应用支气管舒张剂 2 ～ 4 周）可能会带来系统性和客观的改善。

5. 一个重要的发现是，在肺量计检查结果低于正常的人群中可能会出现意想不到的反应程度，这可能会帮助发现隐匿性哮喘的患者。

> **要点·**一些肺病学家认为，慢阻肺患者对支气管舒张剂出现阳性反应，提示值得试验性应用吸入性糖皮质激素治疗。但是，支气管舒张试验阳性不能预测患者对吸入性糖皮质激素的反应。中重度慢阻肺（FEV_1 占预测值百分比＜ 80%），频繁中度（每年需要应用激素或抗生素超过 1 次）或任何原因急性加重（需要住院）的患者，应接受吸入性糖皮质激素治疗。这种疗法减少了疾病发作频率和严重程度，并改善了患者症状、肺功能和生活质量。

第二节　支气管舒张剂的给药

支气管舒张剂可以通过雾化吸入装置或通过定量吸入器给药。定量吸入器如图 5-1 所示。

理想情况下，患者在试验前不应该使用支气管舒张剂。吸入性短效 β_2 受体激动剂和抗胆碱能药物的推荐清除时间为 6 小时，而长效 β_2 受体激动剂（如阿贝特罗、阿福特罗、福莫特罗、奥达特罗、沙美特罗或维兰特罗），抗胆碱能药物（阿地溴铵、格隆溴铵、雷芬那辛、噻托溴铵或芜地溴铵），以及甲基黄嘌呤的推荐清除时间为 12 ～ 24 小时。技术人员应始终记录是否已服药及末次服药时间。糖皮质激素的使用无须中断。

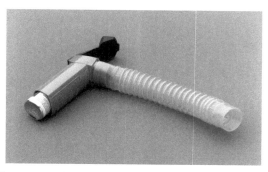

图 5-1　定量吸入器是从一次性呼吸机管道上切下一个 5～6in（1in=2.54cm）的费用低廉的管道作为储雾罐。告知患者呼出残余气体，将管子放到嘴里，嘴唇环绕在管子上，然后开始缓慢而深沉吸气。吸气开始时，启动一次定量吸入器，吸气至肺总量。患者屏住呼吸 6～10 秒，然后安静地呼气。几次正常呼吸后，重复该过程

第三节　支气管舒张剂反应的解读

美国胸科学会将支气管舒张试验阳性定义为：FEV_1 或 FVC 或两者均增加至少 12% 且至少 200ml。

> **要点·**FVC 的增加（有学者称其为容积反应）可能确实是由减少了气体陷闭引起的，但也可能是由在没有真正的气道效应的情况下长时间的用力呼气引起的。为了评估 FVC 的增加是否仅仅是长时间用力呼气的结果，比较用力呼气时间，并叠加对照曲线和应用支气管舒张剂后曲线，以使起始容量相同，如图 5-2B 所示。如果流量略有增加，则 FVC 的增加并非仅是长时间的用力呼气造成的。

通常认为 $FEF_{25\sim75}$ 是评估小气道疾病的指标。但是，它不是反映气流阻塞的有用指标，也不是判断支气管舒张剂反应的可靠指标。$FEF_{25\sim75}$ 在患者吸入支气管舒张剂后呈反常下降，如图 5-2 所示。吸入支气管舒张剂的正常（阴性）和异常（明显阳性）反应如图 5-3 所示。第 15 章中还包括其他示例。

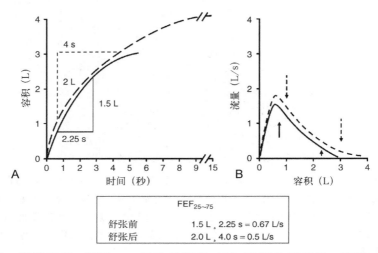

	FEF$_{25\sim75}$		
舒张前	1.5 L	2.25 s	= 0.67 L/s
舒张后	2.0 L	4.0 s	= 0.5 L/s

图 5-2　根据定义，FEF$_{25\sim75}$ 是在肺活量（A）50％处测量的。容积 - 时间曲线和流量 - 容积曲线显示，吸入支气管舒张剂后，流量和容积均增加。 但是，舒张前 FEF$_{25\sim75}$（0.67L/s）高于舒张后的水平（0.5L/s）。这种明显的矛盾可以从流量 - 容积曲线（B）中得到理解。实线箭头所指是在其中计算舒张前FEF$_{25\sim75}$ 的容积范围。虚线箭头所指是计算舒张后 FEF$_{25\sim75}$ 的容积范围。在舒张后的曲线上，在 25% ～ 75% 的容积范围末，流量低于舒张前曲线上的流量。在低流量时会花费更多时间，进而导致舒张后的 FEF$_{25\sim75}$ 低于舒张前。建议：不要使用 FEF$_{25\sim75}$ 来评估患者对支气管舒张剂的反应，而是使用 FEV$_1$ 和 FVC 来评估，并始终查看流量 - 容积曲线

第四节　呼吸努力对结果判读的影响

在常规肺量计测定中，呼气用力改变可能会对 FEV$_1$ 和流量 - 容积曲线产生误导性影响。第 3 章第七节对此进行了讨论。在图 5-4 中，同一位患者已连续进行了两次可接受的 FVC。在一次努力中（曲线 a），患者以最大的流量进行最大努力，并在整个呼吸过程中持续最大努力。然而，在另一次努力（曲线 b）中，患者用略小于最大努力的方式呼气。曲线 b 上的最大呼气流量略低，但是在较小容积下，曲线 b 上的流量超过了曲线 a 上的流量。实心圆表示 FEV$_1$。在这种情况下，稍次最大力量呼气产生的 FEV$_1$ 为 2.5L，而曲线 a 为 2.0L，相差 25％。该结果

可解释为显著的支气管舒张剂作用。显然，患者的肺和气道并没有改变。

有一种生理性的因素可以解释这种明显的悖论，感兴趣的读者可以参考 Krowka 及其同事的研究。重要的是，应警惕这一现象可能对结果造成影响，这在阻塞性肺疾病的患者中可能很严重。此问题最小化的最佳解决方法是要求所有流量 - 容积曲线都具有呼气峰流量，如图 5-4 中的曲线 a 所示，尤其是在比较两次呼气努力的情况下。除此之外，呼气峰流量应该非常接近（相差＜ 10%～ 15%）。该原理也适用于支气管激发试验（见下文）。这种矛盾可以很容易地从流量 - 容积曲线中识别出来，从容积 - 时间曲线上几乎不可能识别出它。

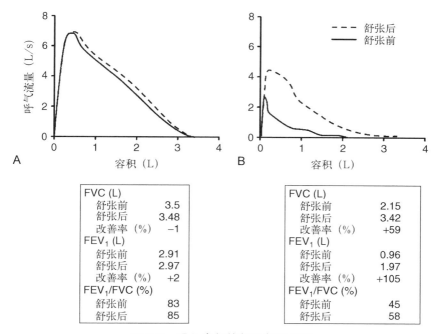

图 5-3　吸入支气管舒张剂的反应
A. 正常反应。FVC 变化－ 1%，FEV_1 变化 +2%。B. 显著的阳性反应。FVC 增加了 59%，FEV_1 增加了 105%。FEV_1/FVC 值对此变化相对不敏感，因此其不应用于评估支气管舒张剂的反应

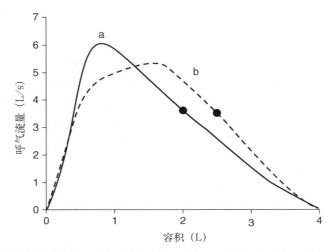

图 5-4 两条连续的流量 - 容积曲线，在此期间，患者用最大力量呼气（曲线 a），然后用稍次最大力量呼气（曲线 b）。请注意，呼气峰流量略有降低和延迟，但曲线 b 的较小容积上的流量较高，这通常会导致 FEV_1 增大。实心圆表示 FEV_1 值

第五节　支气管激发试验的指征

支气管激发试验的目的是检测气道高反应性的患者，气道高反应性是哮喘的一种诊断性特征，在慢阻肺患者中也有发现。尽管许多哮喘患者表现出典型的喘息、儿童时期的过敏、慢性过敏等特征，但一些哮喘患者症状不典型，如"咳嗽变异性哮喘"。对于临床特征不典型的患者，气道高反应性的测量可能会有所帮助。支气管激发试验适应证包括以下几项。

1. 排除或证实可疑的哮喘诊断。例如，有哮喘史的患者，在应用支气管舒张剂时肺量计测定结果尚无定论。

2. 患者有慢性或发作性咳嗽、胸闷或其他非典型呼吸道症状。患者可能会间歇出现喘息，但这不是必需的特征。夜间、运动后或暴露于寒冷、干燥或污染的空气中，哮喘的症状可能会更严重。

3. 有时通过量化气道反应性来评估药物对症状的控制程度和患者对治疗的反应。

4. 进行测试以确保在具有挑战性的环境（例如，军事部署环境、危险工作环境、登山环境、水肺潜水环境或其他认为适当的环境）中不发生气道反应。

5. 考虑非特异性类型（参见第 2 章的第六节）的情况，其中其他原因（如胸壁受限、肌无力和心力衰竭）不明显。

禁忌证包括妊娠、哺乳、使用胆碱酯酶抑制剂（重症肌无力）、近期心肌梗死或脑卒中（3 个月内）、难以控制的高血压、主动脉瘤、近期的眼科手术或颅内压增高、对于支气管激发试验反应过于激烈可能出现呼吸衰竭等呼吸系统并发症（例如，$FEV_1 < 60\%$ 的预测值），并且无法执行可接受的和可重复的肺量计测定。

第六节　支气管激发试验的步骤

支气管激发试验最常用的药物是吸入乙酰甲胆碱，其作为一种直接的胆碱能激动剂，可刺激毒蕈碱受体并引起气道平滑肌收缩。组胺和其他药物在过去的研究中一直被使用，但是乙酰甲胆碱是迄今为止最常用的直接激发药物。其他形式的支气管激发，如运动、冷空气、高渗或抗原激发，都依赖于支气管收缩的间接机制。无论哪种情况，呼吸道变窄的程度都取决于气道的反应性，这反映在呼气流量下降的幅度上，通常通过测量 FEV_1 来量化。

接触过敏原后，哮喘患者的呼气流量可能会在最初（几分钟内）下降，这称为即刻反应。这是在支气管激发试验中测量到的。即刻反应可以被支气管舒张剂和色甘酸钠阻断。一些哮喘患者也有迟发或延迟反应，通常发生在暴露后 4～12 小时。它反映了气道的炎症反应。皮质类固醇或色甘酸钠可以阻止这种反应，而乙酰甲胆碱不会引起这种反应。吸入的过敏原（如花粉）可能引起即刻或迟发反应，或同时引起这两种反应。尽管乙酰甲胆碱仅引起经典的哮喘气道高反应的早期阶段，但乙酰甲胆碱激发试验阳性仍是表明存在哮喘的极佳特征。因此，乙酰甲胆碱激发试验的阳性结果预示着可能由冷空气、运动、花粉或病毒感染引起哮喘发作。引起反应的乙酰甲胆碱的剂量或浓度越低，测试结果的特异性越高。乙酰甲胆碱激发试验阳性举例说明如图 5-5 所示。

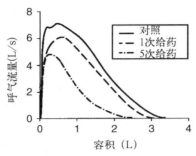

	对照	1次给药	5次给药
FVC (L)	3.49	3.1	2.47
FEV$_1$ (L)	2.86	2.54	1.82
FEV$_1$ (% 减少)		11	36
FEV$_1$/FVC (%)	82	82	74

图 5-5　一名 43 岁女性，夜间持续咳嗽病史 3 年，行支气管激发试验的结果。她否认喘息，但劳累时有轻度呼吸困难。吸入 1 次乙酰甲胆碱使流量 - 容积曲线平行移动，第 1 秒用力呼气容积与用力肺活量（FEV$_1$/FVC）值没有变化，FEV$_1$ 减少 11%，同时伴有胸闷。给她多加吸 4 次乙酰甲胆碱，患者出现了咳嗽和胸闷，但没有闻及明显的喘息声。这项测试结果呈阳性，患者 FEV$_1$ 降低了 36%。请注意，在第 5 次给药后，流量 - 容积曲线呈现出凹陷，不再与对照曲线平行。第 1 次给药后的曲线表明，轻度的支气管收缩可能仅使 FEV$_1$ 轻度减少，而 FEV$_1$/FVC 无变化（第 3 章第五节和图 3-8A）。支气管进一步收缩（给药 5 次后）会导致经典的阻塞性流量 - 容积曲线，呈凹陷形，伴 FEV$_1$ 和 FEV$_1$/FVC 值的降低

目前已开发出了几种支气管激发试验的方案。最新的技术标准文件中描述了最常用的方案。在进行基线肺量计测定后，先雾化一定剂量的稀释溶液，然后予以低剂量的乙酰甲胆碱（如 0.01mg/ml 或 0.03mg/ml）吸入，通过潮气呼吸法、深呼吸法或使用定量吸入器的浅呼吸法吸入。在每次给药后 1 ～ 3 分钟进行肺量计测定，每 5 分钟进行一次更高的浓度（2 倍或 4 倍）给药，直至发现 FEV$_1$ 降低 20%

或达到最高剂量（16mg/ml）。根据测定的数据计算并报告 FEV_1 降低 20% 的浓度或剂量。标准技术文件建议报告发生 FEV_1 下降 20% 反应的药物剂量而不是浓度。但是，剂量的计算需要依据雾化器输出和粒径分布的规格，而大多数情况下这些是无法获取的。这使得计算引起 FEV_1 下降 20% 的乙酰甲胆碱剂量（PD20）成为众多"未知数"的乘积。还有许多与呼吸方法有关的争议。推荐的潮式呼吸方法不能控制每分钟通气量，因为正常人之间差异高达 4 倍，这一点通过为准备运动测试而检测的静息呼吸下人的肺功能结果可证明。

编者实验室使用类似于 Parker 及其同事于 1965 年所描述的方法，其同时被 Lung Health Study 所引用，即用乙酰甲胆碱进行支气管激发试验。步骤如下。

1. 将溶于生理盐水中浓度为 25mg/ml 的氯化乙酰甲胆碱 3ml 置于标准雾化器中。如果基线 FEV_1 低于预测值的 65%，则不建议患者进行此激发试验。如果 FEV_1 在预测值的 65%～75%，则从较低的浓度开始进行激发试验。如果怀疑气道反应性较高，则可使用 5mg/ml 或 1mg/ml 的起始浓度，而不是 25mg/ml。较低的浓度也用于儿童，因为他们通常气道反应性更高。

2. 进行基线肺量计测定以获得可重复的 FEV_1。然后，患者从定量吸入器中吸入乙酰甲胆碱，并在完全吸气至肺总量之前停止吸入。然后，患者屏住呼吸 5～10 秒后平静呼吸。

3. 在 1 分钟内重复进行肺量计测定，以获得两个可重复的 FEV_1 结果。进行 2～3 次用力呼吸并报告最好的结果。如果 FEV_1 降低了 20%，则结果为阳性。如果 FEV_1 下降少于 15%，则进行下一次更高剂量的激发试验。如果最后一次剂量为 25mg/ml，则再吸入 4 次 25mg/ml 的乙酰甲胆碱。如果下降幅度在 15%～19%，则仅再吸入两次乙酰甲胆碱。

4. 1 分钟内重复进行肺量计测定。

如果在最高剂量后 FEV_1 降低至对照值的 20% 及以上，则考虑为阳性。在这种情况下，可以使用 β_2 受体激动剂来逆转乙酰甲胆碱的作用。尽管最终浓度略高于推荐方案中使用的浓度，但应用的剂量介于推荐的 2 倍剂量和 4 倍剂量之间。可以根据实验设计计算出 PD20 或引起 FEV_1 下降 20% 的乙酰甲胆碱浓度（PC20），但结果一般简单报告为阳性（FEV_1 下降 > 20%）、临界（FEV_1 下降 15%～20%）或阴性（FEV_1 下降 < 15%）。

技术员应注意乙酰甲胆碱是否会引起症状，例如，胸闷、胸骨下灼痛、咳嗽或喘息。如果患者出现症状，但 FEV_1 的下降接近临界点（15%～19%），在报告中应予以指出。临床医师需要时刻警惕呼气努力对 FEV_1 的混杂影响（第 5 章第四节和图 5-4）。例如，对照组的呼气努力如果未达到最大水平，则可能会使得 FEV_1 的值与吸入乙酰甲胆碱后最大呼气作用下的值相比，错误性升高。在这种情况下，FEV_1 的减少可能是由努力程度不同引起的，而不是由气道高反应性引起的。如果患者无法进行可接受的基线肺量计测定，则编者不会让他们接受乙酰甲胆碱激发试验，因为结果将是不可信的。

当然，可以考虑对该方法进行修改。例如，在越野滑雪时出现呼吸困难或胸闷的患者，冷空气可能会间接导致支气管狭窄。患者可以进行基线肺量计测定，之后可以在寒冷环境中进行户外运动以重现症状，然后立即复查，或者在患者进入室内 30 分钟内进行复查。同样可以通过在轮班之前和之后进行测试，来评估工作场所暴露是否会引起哮喘症状。实验室激发（如运动激发试验），无论是否暴露在冷空气或干燥空气中，都可以尝试在不同程度上成功模仿环境条件。

需牢记以下几点。

1. 健康的患者在病毒性呼吸道感染后可能显示短暂（数月）的气道高反应性，但不一定有哮喘。这种现象称为病毒感染后气道高反应综合征。它通常在约 6 周内自发消退，但通常对全身或吸入性糖皮质激素反应良好，尽管通常对吸入性支气管舒张剂的反应较小。

2. 在某些哮喘患者中，深呼吸，如 FVC 动作的呼吸，会引起支气管狭窄。在常规测试中反复呼吸努力，可能导致 FVC 和 FEV_1 逐渐减少，即产生所谓的 FVC 引起的支气管痉挛。

3. 同样，在吸入乙酰甲胆碱或肺量计测定时进行深呼吸可能会引发支气管舒张作用，掩盖乙酰甲胆碱或其他暴露因素的支气管收缩作用。这可以降低乙酰甲胆碱激发试验的敏感性。因此，新的激发试验标准建议不要指导患者在乙酰甲胆碱给药期间深吸气。

4. 气道高反应的患者（即乙酰甲胆碱激发试验结果呈阳性的患者）如果给予非选择性的 β 受体阻滞剂，可能会加重支气管痉挛。例如，已经报道了使用含有非选择性 β 受体阻滞剂替莫洛尔滴眼液治疗青光眼的案例。另一方面，尽管对冠心病或高血压有明确的指征，但由于对支气管痉挛的不适当恐惧，慢阻肺或哮喘患者常不适当地拒绝使用选择性 β 受体阻滞剂。

5. 许多慢阻肺或慢性支气管炎患者的气道反应性增加。哮喘患者和慢阻肺患者之间存在重叠，导致诊断和治疗混乱。

6. 气道反应性可能会随时间而变化。它与哮喘的长期控制有关。长期吸入糖皮质激素治疗可改善这种情况。气道反应性与气道变窄程度相关，因为变窄的气道仅需稍微收缩即可增加阻力并显著降低 FEV_1。

第七节 哮喘实验室检查——呼出气一氧化氮

哮喘被认为是一种以气流阻塞、气道对收缩性刺激因素反应过度和气道炎症为特征的疾病。对哮喘进行实验室评估的挑战是，要在没有气流阻塞基础的患者中确定炎症或气道高反应性的证据，并将哮喘作为气流阻塞的病因与其他病因加以区分。肺量计测定有助于在基线和支气管舒张剂给药后对气流阻塞程度进行分级。中重度阻塞患者及某些其他患者（如孕妇和患有其他疾病者）存在安全问题，因此并不总是使用支气管激发试验（最常见的是应用乙酰甲胆碱）。气道炎症的测量甚至更不常用。支气管黏膜活检是有创检查。而尽管方法已经标准化，但痰嗜酸性粒细胞仍难以准确测定。

鉴于以上原因，用替代方法对气道炎症进行评估可能会有所帮助。呼出气一氧化氮的水平与哮喘患者嗜酸性粒细胞黏膜炎症的存在密切相关。1991 年首次在呼出气中报告了存在一氧化氮。在大多数哮喘患者中，呼出气一氧化氮的升高已被证实。吸入糖皮质激素治疗可降低呼出气一氧化氮。病毒性呼吸道感染、红斑狼疮、肝硬化和肺移植排斥反应的患者呼出气一氧化氮也会升高。呼出气一氧化氮在慢阻肺、囊性纤维化、人类免疫缺陷病毒感染和肺动脉高压患者中通常降低，也可以不变或升高。吸烟可通过急性和慢性方式降低呼出气一氧化氮水平。呼出气一氧化氮的测量已广泛地用于哮喘的诊断和治疗。口腔中呼出的一氧化氮的正常值为 3 ～ 7ppb。据不同研究报道，用于区分健康人和哮喘患者的正常上限值为 15 ～ 50ppb。

测量呼出气一氧化氮的方法有些复杂，并且非常依赖于可重复性的精确方法。必须注意保持稳定的气道压力和呼气流速，并避免鼻腔和鼻窦的空气污染，因为它们的一氧化氮浓度要高得多。同时开发了用于测量鼻呼出气一氧化氮的方法，以评估鼻窦炎和变应性鼻炎。美国胸科学会和欧洲呼吸学会在 2005 年发布了在线和离线测量呼出的下呼吸道一氧化氮和鼻腔一氧化氮浓度的标准化程序的建议。

有几家设备制造商的设备可以测定呼出气一氧化氮。所有设备均基于化学发光原理，即高真空条件下一氧化氮与臭氧的光化学反应。美国医学协会于 2007 年批准了新的现行程序技术代码 95012，用于检查计费。呼出气一氧化氮的测定在哮喘的诊断和控制中的应用正在逐步发展。

（乔一娴　译　陈亚红　校）

第 6 章

动 脉 血 气

进行动脉血气分析可以回答各种临床问题：通气正常吗？如果答案是否，那有多严重？有没有休息时的低氧血症（低血氧饱和度）？饱和度会随着运动而降低吗？患有慢阻肺、严重哮喘或严重限制性疾病的患者中是否存在二氧化碳潴留？酸碱状态如何？

获取和处理动脉血标本需要考虑几个重要方面。实验室必须在报告上指出患者呼吸的是室内空气还是吸氧；如第 3 章第二节所述，仰卧位的动脉血氧浓度可能低于直立姿势的血氧浓度，因此，应注意患者的姿势。患者既不应该过度通气也不应该屏住呼吸；标本不应含有任何气泡，应迅速敷冰并及时进行分析。当可能存在脓胸时，类似的预防措施也适用于胸腔积液 pH 的分析。

第一节 动脉氧分压

氧气从吸入的空气进入组织有 4 个主要步骤。

1. 肺泡必须有足够通气。

2. 吸入肺内的空气必须与静脉血接触；也就是说，通气（$\dot{V}$）和血流（$\dot{Q}$）必须充分匹配。

3. 氧气必须通过肺泡壁扩散到红细胞中的血红蛋白（第 4 章）。

4. 必须通过心血管系统将氧合血红蛋白转运到组织。

本章讨论前两个步骤。运输，或者称内呼吸，涉及血液中的氧含量、心排血量及血液流向器官的分布，这些主题不在本书的讨论范围之内。

动脉血中的氧气分压（PaO_2）反映了氧气从周围空气转移到血液中的充分性。在健康的年轻人中，在海平面水平 PaO_2 在 85 ～ 100mmHg。该值随年龄的增长而略有下降，到 70 岁时降至约 80mmHg。当 PaO_2 小于正常值时，即存在低氧血症，氧解离曲线可用于分析低氧血症。图 6-1 显示混合静脉血（V ～ $P_{\bar{V}}O_2$=40mmHg，饱和度为 75%）和动脉血（a ～ PaO_2=100mmHg，饱和度 96%）的氧分压的平均值。曲线在静脉点处和静脉点以下是陡峭的，氧分压小幅变化会导致血液中的氧气含量和血氧饱和度发生剧烈变化。相反，在氧分压 60 ～ 70mmHg 时，压力的变化对饱和度的影响相对较小。因此，吸高张力氧通常只能将很少的额外氧气添加到血液中。饱和度降低到小于 75% 时，发绀才容易被发现。

正常人在正常大气压下吸入正常氧浓度时发生低氧血症的 4 种常见原因为通气不足、通气-血流不匹配（$\dot{V}/\dot{Q}$）、右向左分流和弥散障碍。

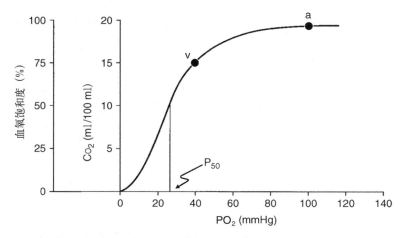

图 6-1　血红蛋白的氧合血红蛋白解离曲线，描绘了血氧饱和度与血氧分压（PO_2）及血氧含量（CO_2）的关系

P_{50}. 血红蛋白达到 50% 饱和度时的血氧分压；a. 动脉血；v. 混合静脉血（引自 Taylor AE, Rehder K, Hyatt RE, et al., eds. *Clinical Respiratory Physiology*. Philadelphia, PA：W. B. Saunders, 1989. Used with permission.）

（一）通气不足

该术语特指肺泡通气不足。肺泡通气不足有两个重要的、明显的特征，第一个特征是动脉二氧化碳分压（$PaCO_2$）总是会增加。以下简单方程式定义了$PaCO_2$和肺泡通气（$\dot{V}_A$）与人体产生的二氧化碳（$\dot{V}_{CO_2}$）之间的关系（"k"为常数）：

$$PaCO_2 = k \times \frac{\dot{V}_{CO_2}}{\dot{V}_A} \qquad （公式\ 6\text{-}1）$$

假设 $\dot{V}_{CO_2}$ 保持恒定。当 $\dot{V}_A$ 减小时，$PaCO_2$ 必然增加。同样，除非肺泡通气量成比例增加，否则 $\dot{V}_{CO_2}$ 的增加也会导致 $PaCO_2$ 增加。

一种思考肺泡通气的方法如下：当患者吸入潮气量呼吸（指定为 V_T）时，一定量的气体未到达交换气体的肺泡，一部分停留在上呼吸道、气管和支气管中，一部分可能进入肺泡但无血流（尤其是在疾病中），因此在这两种情况下都不会发生气体交换。V_T 的这一部分称为无效腔容积（V_D）。在正常情况下，V_D 较小，但在肺气肿、支气管炎和急性呼吸窘迫综合征（ARDS）等疾病中，V_D 升高。如果将总通气量（$\dot{V}_E$）定义为在口腔处测得的通气量，则

$$\dot{V}_A = \dot{V}_E - \dot{V}_E\left(\frac{V_D}{V_T}\right) \qquad （公式\ 6\text{-}2）$$

肺泡通气量是总通气量减去无效腔通气量。因此，等式中的 $\dot{V}_A$ 或因 $\dot{V}_E$ 降低而减少，或随 V_D / V_T 升高而降低。

第二个特征是由肺泡通气不足引起的低氧血症总是可以通过增加吸入的氧气浓度来纠正。吸入氧气压力增加约 1mmHg，会使动脉氧分压增加 1mmHg。吸入的氧气若可以增加数百毫米汞柱，低氧血症很容易纠正。表 6-1 中列出了一些更常见的肺泡体通气的原因，反映了呼吸泵功能异常。

通过使用肺泡空气方程式，通气不足可被确定为缺氧的原因：

$$P_AO_2 = (P_{atm} - P_{H_2O})FiO_2 - \left(\frac{PaCO_2}{RQ}\right) \qquad （公式\ 6\text{-}3）$$

其中 P_AO_2 是肺泡中氧分压，P_{atm} 是大气压，P_{H_2O} 是水分压（在体温下为 47mmHg），FiO_2 是吸入气氧浓度，$PaCO_2$ 是肺泡中二氧化碳的分压，RQ 是呼吸商（饮食正常情况下，通常为 0.7～0.8）。P_AO_2-PaO_2 通常称为 A-a 梯度或（A-a）DO_2，年轻人通常不足 10mmHg，而老年人则不足 20mmHg。如果 P_AO_2-PaO_2 正常，则缺氧是由通气不足或 FiO_2 低引起的；如果过高，可能是由于 $\dot{V}/\dot{Q}$ 不匹配、分流或弥散障碍引起的。

表 6-1　肺泡低通气的原因

由药物、麻醉或甲状腺功能减低导致的中枢神经系统抑制
创伤、出血、脑炎、脑卒中和肿瘤引起的延髓性呼吸中枢功能异常
呼吸控制异常，如睡眠呼吸暂停或肥胖低通气综合征
胸部外伤伴连枷胸、后凸畸形和胸廓成形术
神经肌肉疾病影响传出神经（例如，脊髓灰质炎、吉兰-巴雷综合征和肌萎缩侧索硬化）；神经肌肉接头疾病（例如，重症肌无力）；或呼吸肌疾病（例如，肌肉营养不良、酸性麦芽糖酶缺乏症和其他肌病）

（二）通气-血流不匹配

通气-血流可能不是通常情况下的几乎相等地进入所有肺泡，有时会出现差异（不匹配）。增加的血流量（$\dot{Q}$）可能进入通气（$\dot{V}$）减少的肺泡；同样，增加的通气可能会进入血流量减少的区域，这两种情况下的结果通常是很大程度损害了气体交换。在极端的假设不匹配中，所有血液流向一侧肺，而所有通气进入另一侧肺，这种情况与现实不相符。在现实中，由 $\dot{V}/\dot{Q}$ 不匹配引起的低氧血症通常可以改善，可以通过提高吸氧浓度纠正。

$\dot{V}/\dot{Q}$ 不匹配是临床实践中遇到的最常见的低氧血症原因。它解释了慢性支气管炎、肺气肿和哮喘中的低氧血症，也解释了间质性肺疾病和肺水肿中的低氧血症。

估计不匹配的程度和类型非常复杂，超出了本书的范围。可以说，

（A-a）DO_2 的增加可能说明存在低 $\dot{V}/\dot{Q}$ 比值的肺区域，因为血流超过通气。估算所谓的生理学 V_D 增加意味着存在由于通气量相对增加所致的高 $\dot{V}/\dot{Q}$ 比值的肺区域。为了进一步探究这一有趣的主题，读者应查阅呼吸生理学的相关书籍。

（三）右向左分流

在这种情况下，大量的静脉血完全绕过了肺泡。分流可能发生在心内，如房间隔缺损或法洛四联症，也可能发生在肺内，如遗传性出血性毛细血管扩张（Osler-Weber-Rendu 病）性动静脉瘘。血流通过全部肺炎实变或肺不张区域也构成了右向左分流。分流时，不能通过吸入 100% 的氧气消除低氧血症。

（四）弥散障碍

弥散在第 4 章中进行了更详细的讨论。如前所述，$\dot{V}/\dot{Q}$ 比值失调可能导致在实验室测量的弥散能力的降低。吸入高浓度的氧气通常可以纠正由弥散障碍引起的低氧血症。

（五）混合原因

低氧血症有时多种原因并存。慢阻肺和肺炎的患者同时 $\dot{V}/\dot{Q}$ 不匹配和有右向左分流。肺纤维化患者既有弥散障碍又有 $\dot{V}/\dot{Q}$ 不匹配。

第二节　二氧化碳分压

$PaCO_2$ 的正常值范围是 35 ～ 45mmHg，与 PaO_2 不同，$PaCO_2$ 不受年龄的影响。图 6-2 对比了 O_2 和 CO_2 的解离曲线，二氧化碳解离曲线没有平台，因此，血液中的二氧化碳含量强烈依赖于 $PaCO_2$，而 $PaCO_2$ 又与肺泡通气水平成反比（公式 6-1）。

高碳酸血症（即 $PaCO_2$ 增加时二氧化碳的潴留）可以是两种机制之一导致的结果。第一种机制是通气不足（表 6-1），这一点更容易理解。本章第一节说明 $PaCO_2$ 与肺泡通气量（公式 6-1）成反比。当肺泡通气减少时 $PaCO_2$ 增加。

第二种机制是 $\dot{V}/\dot{Q}$ 严重的不匹配，这也可能导致二氧化碳潴留。当 PaO_2 由于 $\dot{V}/\dot{Q}$ 不匹配而降低时，如前所述，$PaCO_2$ 增加，这通常发生在慢阻肺中。然而，在某些患者中可以通过增加通气以维持正常 $PaCO_2$，PaO_2 也有所改善，这是"红喘型"。在其他慢阻肺患者中，由于 $\dot{V}/\dot{Q}$ 不匹配，$PaCO_2$ 升高而 PaO_2 降低，这是经典的"紫肿型"，即发绀型低通气。当然，许多慢阻肺患者的疾病程度介于这两个极端之间。

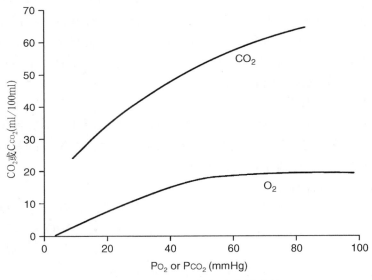

图 6-2　O_2 和 CO_2 的解离曲线比较

二氧化碳解离曲线的斜率比氧气解离曲线的斜率约陡峭 3 倍

C_{CO_2}. 血液中的二氧化碳含量；CO_2. 血液中的氧气含量，PCO_2 和 PO_2. 血液中二氧化碳和氧气的分压（改编自 West JB，ed. *Respiratory Physiology：The Essentials*，3rd ed. Baltimore，MD：Williams & Wilkins，1985. Used with permission.）

第三节　动脉 pH

pH 是氢离子浓度的负对数，意味着在酸中毒（低 pH）时，氢离子增加；相反，碱中毒则伴随着氢离子减少和 pH 升高。

血液的酸碱状态通常根据碳酸氢盐缓冲系统的 Henderson-Hasselbalch 方程进行分析，这突出了 PCO_2 的重要性。

$$pH=pK+log\frac{[HCO_3^-]}{[PCO_2]}$$ （公式 6-4）

pK 是与碳酸解离有关的常数。因此，在碳酸氢盐含量恒定的情况下，PCO_2 的增加会降低 pH。相反，通过增加通气降低 PCO_2 会导致碱中毒（pH 升高）。

酸碱状态的呼吸变化与消除二氧化碳有关。但是，代谢异常会导致细胞外液中固定酸或碳酸氢盐的增加或减少。酸碱平衡的代谢变化可通过改变通气排出二氧化碳量来快速补偿。随后，肾脏会缓慢清除过量的酸或碱。

图 6-3 中显示的达文波特图是查看人体对酸碱变化的反应的一种有用方法，是 Henderson–Hasselbalch 方程的图形表示。图中 3 种不同的缓冲线（向下和向右倾斜），定义了在血浆中添加了代谢酸或碱后 $[HCO_3^-]$ 和 pH 的变化。还显示了三个等值线（向上向右倾斜），将 PCO_2 的三个水平的 pH 与 $[HCO_3^-]$ 关联起来。点 A 表示正常情况：pH=7.4，$[HCO_3^-]$=24mEq/L，PCO_2=40mmHg。

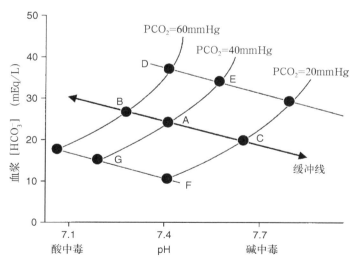

图 6-3　达文波特图显示 $[HCO_3^-]$ 作为 pH 和 PCO_2 的函数（引自 Taylor AE，Rehder K，Hyatt RE，et al.，eds. Clinical Respiratory Physiology. Philadelphia，PA：W. B. Saunders，1989. Used with permission.）

补偿机制

1. 呼吸性酸中毒 图 6-3 中的 B 点显示了急性通气不足的结果：PCO_2 增加，pH 降低。通气不足变为慢性过程时，如在慢阻肺中，肾脏通过保存 $[HCO_3^-]$ 补偿酸中毒。结果是 B 点移向 D 点，pH 恢复正常。

2. 呼吸性碱中毒 C 点显示急性过度通气时会发生什么，PCO_2 降低，pH 升高。当过度通气持续存在时，例如，在适应海拔高度的过程中，肾脏排泄 $[HCO_3^-]$，并根据公式 6-2 预测，pH 从 C 点到 F 点正常化。

3. 代谢性酸中毒 G 点代表酸中毒，是由固定酸的积累，血浆 $[HCO_3^-]$ 降低所致。 呼吸系统试图通过增加通气来弥补这一点，从而降低 PCO_2，使 pH 从 G 点向 F 点移动。经典的例子是糖尿病酮症酸中毒。

4. 代谢性碱中毒 固定酸的丧失，以及反复呕吐，导致 pH 从 A 点移动到 E 点。呼吸系统反应是通气减少，导致 PCO_2 增加，从 E 点移向 D 点。

第四节 酸碱分析的另一种方法

一些学者优先采用 Davenport 图替代方法进行分析，并且这个方法在社区医院环境中可能更易于使用。并非所有动脉血气分析实验室都配有血氧饱和度测定仪来确定碳酸氢盐含量。碳酸氢盐含量可以用 Henderson 方程计算，其中 $[H^+]$ 是氢离子浓度：

$$[H^+]=24 \times \frac{PCO_2}{[HCO_3^-]} \qquad (公式\ 6\text{-}5)$$

可以重新排列以计算碳酸氢盐浓度：

$$[HCO_3^-]=24 \times \frac{PCO_2}{[H^+]} \qquad (公式\ 6\text{-}6)$$

$[H^+]$（以 mEq/L 为单位）可以根据 pH 计算得出。表 6-2 中列出了典型值，中间值可以通过公式计算。明确碳酸氢盐、pH 和 PCO_2 值后，就可以确定酸碱状态，并且可以区分酸中毒和碱中毒的呼吸和代谢原因，如本章第三节和图 6-3 中所述。酸碱干扰的完整讨论超出了本书的范围。

表 6-2　pH 和 [H$^+$] 浓度之间的关系

pH	[H$^+$]（mEg/L）
7.50	32
7.40	40
7.30	50
7.22	60
7.15	71
7.10	79
7.05	89
7.00	100

第五节　其他注意事项

　　许多血气分析实验室使用血氧饱和度计测量总血红蛋白（Hb）、血红蛋白饱和度、碳氧血红蛋白（COHb）和高铁血红蛋白（MetHb），并计算碳酸氢盐和动脉氧的携载能力（CaO$_2$）。在急诊科中，COHb 和 MetHb 的测量对于检测一氧化碳中毒和各种药物中毒所致的高铁血红蛋白血症非常有价值。在重症监护病房中，经常需要检查动脉血气值，而血氧饱和度测定结果通常是胃肠道出血高风险患者失血的第一个迹象。

　　《临床实验室改进法案》的规定程序和检查，改善了动脉血气实验室的质量控制。医师应注意与样品污染和医疗仪器校准有关的问题。一个有用的规则是，在患者呼吸室内空气的情况下，PCO$_2$ 和氧气分压（PO$_2$）的总和不应超过约 150mmHg。如果总和大于此值，则说明患者正在吸氧或需要检查仪器是否需要校准。

第六节 一些可能存在的问题

病例1

以下血气结果来自一名 40 岁的患者，该患者在抽取动脉血时取坐位：

PaO_2 = 110mmHg

$PaCO_2$ = 30mmHg

pH = 7.50

问题：

这些结果应如何解释？潜在的问题是什么？

回答：

血气分析提示未代偿的急性呼吸性碱中毒。患者被针吓到了，在抽血时出现了过度通气。

病例2

该患者是一名 70 岁的矮小老年女性患者，患有大叶性肺炎。入院时的 PaO_2 值为 50mmHg，血氧饱和度为 80%。给予 40% 的氧气吸入，2 小时后，患者看起来有些好转，但 PaO_2 值并未改善。但是，当通过脉搏血氧饱和度仪测量血氧饱和度时，血氧饱和度已增加到 92%。

问题：

血气检查结果和血氧饱和度数据之间的差异可能是由于什么原因？如果血气检查正确，则应进行插管。

回答：

在使用脉搏血氧饱和度仪监测的同时，要求技术人员再抽血。完成此操作后，很明显患者在针刺采血期间屏住了呼吸，血氧饱和度降低了。由于她基础肺容量小，肺炎使其进一步减小，肺泡氧张力显著下降，导致 PaO_2 低。在她没有屏住呼吸时抽取的样本中，PaO_2 为 80mmHg，饱和度为 92%。

病例 3

对一名 55 岁的男性评估其无力和慢性咳嗽。其有吞咽困难 6 个月，胸部 X 线片显示肺体积小和双侧基底段肺不张，左下叶上段浸润影。患者在呼吸室内空气情况下，PO_2 为 45mmHg，PCO_2 为 62mmHg。

问题：

他缺氧的原因是什么？

回答：

因呼吸肌无力而引起的通气不足（请参阅第 9 章）。A–a 梯度几乎是正常的。尽管有影像学异常，但其 $\dot{V}/\dot{Q}$ 匹配还是不错的。他因高碳酸血症而缺氧。

（王　飞　译　乔一娴　陈亚红　校）

第 7 章

呼吸力学其他测试：
阻力和顺应性

本章所讲的肺功能检查通常仅在设备齐全的临床实验室或研究实验室中开展。在门诊情况下，这些检查内容与之前章节所讨论的基本评估内容（肺量计、肺容积、弥散功能和动脉血气分析）相比，并不会为诊疗提供更多的帮助。但这些检查可能会在呼吸专业研究生培训过程或实验室肺功能报告中遇到，因此本章中会对此进行简要介绍。此外，了解其中的概念对于机械通气患者的管理非常重要。

第一节 气道阻力

气道阻力指的是进入或流出肺内气体的流速达到 1L/s 所需要的压力，单位为厘米水柱每升每秒 [$cmH_2O/（L \cdot s）$]。图 7-1 为此概念的演示，其中驱动压力（$\triangle P$）为管路两端压力差。大管径管路产生 1L/s 流速所需压力少于小管径管路，因此小管径管路阻力远远大于大管径管路。

对于肺部来说，更关注整个呼吸系统阻力的测定。图 7-2 演示了气道阻力的测定过程。气道开口处气体流速可由流量计测定，而驱动压力可以通过两种方法测定。胸腔内压（Ppl）可通过放置于食管下 1/3 的尖端带有气囊的导管，由压力传感器测定。食管压力的改变可以反映胸腔内压的改变。Ppl 和 Pao（口腔内压）之间的压力差即为驱动压力。驱动压力除以气体流速（$\dot{V}$）即可求得肺阻力（Rpulm）。

Rpulm 既包括气道阻力（Raw）也包括少量的肺组织阻力。

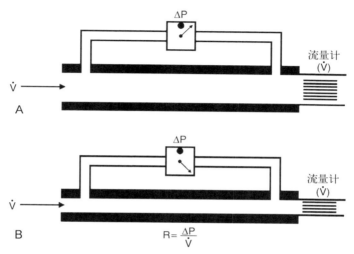

图 7-1 大管径管路（A）和小管径管路（B）阻力的测定。由流量计测定流速（V̇），压力传感器测定驱动压力（△P）。达到相同的气体流速小管径管路所需的驱动压力更大，因此小管径管路的阻力高于大管径管路

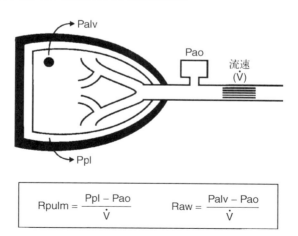

图 7-2 肺阻力（Rpulm）和气道阻力（Raw）测定模式图。测定胸腔内压需要留置食管测压管，而 Palv 可以通过体描箱无创方法测得

Palv. 肺泡内压；Pao. 口腔内压；V̇. 气体流速

　　另一种更常用的气道阻力测定方法是测定肺泡内压（Palv）和 Pao 之间的变化关系。Palv 可以由体描箱测得，不需要患者留置食管测压管。此时，驱动压力为 Palv − Pao，再除以流速即可得到 Raw。Raw 因不包含肺组织阻力，略低于 Rpulm，两者皆可在吸气相和呼气相测定，也可测定吸气相和呼气相的平均值。图 7-3 演示了 Raw 的测定方法。

　　正常人平均气道阻力范围为 1 ~ 3cmH₂O/（L・s），儿童气道直径较小，气道阻力相对高一些。此时偶尔会用到"传导率"这一从电气工程领域借来的术语，其为气道阻力的倒数，单位为 s/（L・cmH₂O）。因此高气道阻力意味着低的传导率，即气体无法良好"传导"。

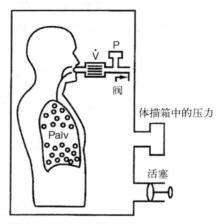

图 7-3　通过在患者嘴部与压力传感器间增加流量计，改造后用于测定肺容积的体描箱（图 3-6）。流量计用于测量气体流速（V̇），嘱患者在压力阀打开时浅快呼吸，此时可通过体描箱测定压力与流速得出 Ppleth/V̇。随后关闭压力阀，患者继续做吸呼气动作，用以测量肺泡内压与体描箱中的压力，Palv/Ppleth。最后按照图中底部公式将 Ppleth/V̇ 与 Palv/Ppleth 相乘，即可计算得到气道阻力（Raw）

　　气道阻力与肺容积变化趋势相反（图 7-4）。肺容积越大，气道越宽、阻力也越低。随着肺容积逐渐降低，气道阻力会逐渐增加，直至气道闭合、肺容积降至残气容积时气道阻力达到最大值。为了标准化这一效应，气道阻力通常在功能残气容积水平进行测量。

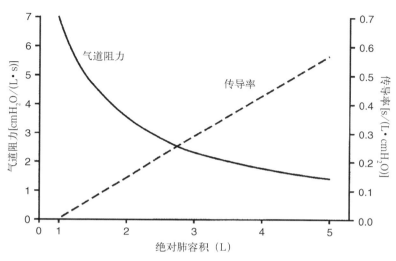

图 7-4　气道阻力与肺容积呈双曲线关系。如图，气道阻力的倒数（即传导率）以点状的线表示。它与横轴（肺容积）的交点示数值为 1L，此例中指残气容积。在该点，传导率为 0，而它的倒数（即气道阻力）为无限大

气道变窄时，气道阻力会增大。气道变窄这一过程的可能原因包括平滑肌收缩、炎症刺激导致的气道壁增厚或痰液生成增加，可见于哮喘、慢性支气管炎、肺气肿或机械性梗阻（肺癌或气道内异物）等疾病。

气道阻力和最大呼气流量（$\dot{\text{V}}$max）为显著负相关，气道阻力越高，呼气流量越低，表现为 FEV_1 以及 $FEF_{25\sim75}$ 的下降。但也存在例外情况，其中之一见图 7-5，此种流量 - 容积曲线偶见于高龄人群，此图中患者气道阻力正常，但在低肺容积时呼气流量下降，正是基于此种情况才会要求对 FEV_1/FVC 值等肺量计指标参考值进行年龄校正，而不是采用 0.7 作为固定的 FEV_1/FVC 低限阈值。

要点·当患者存在胸腔外（上）气道可变阻塞性病变时（图 2-7D），气道阻力增大很多但 $\dot{\text{V}}$max 正常。由于吸气阻力增大导致吸气流速显著下降，单独计算吸气和呼气阻力可以明确这一情况。

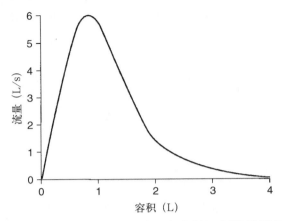

图 7-5　流量－容积曲线在高肺容积时正常，但在低于 50% 肺活量的低肺容积时流速异常偏低。此例中，阻力大体正常，但低肺容积时用力呼气流量下降

第二节　肺顺应性

　　顺应性为肺的弹性，肺顺应性（CL）定义为 1cmH$_2$O 压力所能带来的肺容积的改变。图 7-6 与图 7-2 相似，仅增加了一个肺量计用以测量容积。当肺部处于静止状态（即流速为 0）时，Ppl 为负值（低于大气压），此时肺部因弹性回缩力有塌陷的趋势，但被胸壁（即胸膜腔）所阻止，阻止回缩的力即为此肺容积下的静态弹性回缩力。当肺容积增加某一可知容积（△V）并维持在这一状态时，Ppl 会进一步下降（肺弹性回缩力更大），△V 除以前后两次 Ppl 的差值（△Ppl）就可得到这一肺容积下的肺顺应性（CL= △V/ △Ppl，L/cmH$_2$O）。通常会测量患者在肺总量（TLC）屏气时的弹性回缩力，即肺总量时的弹性回缩力（PTLC）。CL 的测量要求放置食管测压管以测量 Ppl，由于目前一些呼吸机引入了食管测压功能，这一生理变量获得的关注也越来越多。

　　气体流量为 0 时测量的肺顺应性被称为肺静态顺应性（CL$_{stat}$），通常在患者平静呼吸时通过食管测压管系统进行测量。在一次呼吸过程中，有两个时间点气体流量为 0：吸气末和呼气末。这两个时间点

Ppl 的差值即为弹性回缩力的改变，△V 除以这一△Ppl 即为肺动态顺应性（CL_{dyn}）。

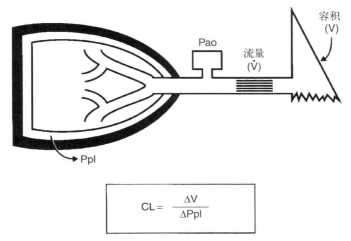

$$CL = \frac{\Delta V}{\Delta Ppl}$$

图 7-6　肺顺应性测量模型图。需要留置食管球囊测压管
CL. 肺顺应性；Pao. 口腔内压；Ppl. 胸腔内压

　　正常人肺静态顺应性和肺动态顺应性基本相同，范围在 0.15 ～ 0.25L/cmH$_2$O。肺顺应性与肺体积大小直接相关，肺较小的患者肺顺应性也较小。

　　患者存在肺纤维化时，肺顺应性会有明显下降，可降至 0.05L/cmH$_2$O，这可以反映出肺已经变得非常硬，此时很大的压力变化也只能引起非常小的肺容积变化。但肺静态顺应性与肺动态顺应性仍然处于相似状态。

　　但对于慢阻肺，尤其是存在肺气肿时，情况有所不同。此时肺静态顺应性增加，通常超过 0.5L/cmH$_2$O，反映出肺部松弛、缺乏弹性。与之相比肺动态顺应性则偏低，通常在正常水平。这一明显反常的变化是由慢阻肺患者肺部通气不均一所导致的，这将在第 8 章中详细讨论。慢阻肺患者呼吸时，气体会优先进出弹性未被严重破坏的正常肺区，此部分肺区肺动态顺应性基本正常。肺静态顺应性和肺动态顺应性的差值为频率依赖肺顺应性。应注意慢阻肺患者较低的肺动态顺应性并不意味着肺部变硬或纤维化。

第三节　呼吸系统顺应性

呼吸系统总体静态顺应性（Crs）也可以进行测量，测量时要求呼吸肌处于松弛状态，Crs 测量最常用于机械通气患者。测量时将患者肺部充气并阻断气道，测定一次气道内压力，随后打开气道，释放一定容积气体，并再次阻断气道测定一次气道内压力。用释放的气体容积除以两次气道阻断后的压力差即可获得 Crs。因为肺和胸壁为串联状态，Crs 既包括肺顺应性（CL_{stat}）也包括胸壁顺应性（Ccw）。因为是倒数关系相加，所以公式为：

$$\frac{1}{Crs} = \frac{1}{CL_{stat}} + \frac{1}{Ccw}$$ （公式 7-1）

因此，Crs 的下降既可能是 CL_{stat} 或 Ccw 下降所致，也可能是两者同时下降所致，这经常会被忽视，在重症监护病房尤为重要，机械通气患者需要提高送气压力的原因可能是肺部变硬也可能是镇静过浅。此外，有时会因简单而使用弹性阻力（E，E=1/C）进行计算，因为相应 Ers=EL_{stat}+Ecw。

第四节　呼吸力学病理生理

前面几节介绍了呼吸力学的基础概念，本节将详细介绍阻塞性和限制性肺病的病理生理。

（一）肺静态弹性回缩力

前文提到当肺部静止不动时测量的 Ppl 为肺静态弹性回缩力（Pst）。这一压力测定需使用食管测压管并将其放置于食管下段。

图 7-7 为肺容积从 TLC 下降至残气容积过程中 Pst 与绝对肺容积对应关系的连线，包括 3 种情况：健康人（N）；肺气肿即阻塞性肺病

患者（E）；肺纤维化即限制性肺病患者（F）。注意图中肺气肿患者（E）肺弹性消失和过度充气的情况。肺纤维化患者（F）肺容积下降、肺弹性回缩力增强。

　　E 曲线突出了肺气肿和大部分慢阻肺患者所面临的两个问题：第一，肺弹性回缩力下降意味着肺组织不能像正常情况下一样扩张气道（图 2-2）；第二，就像图 9-2 显示的一样，吸气肌肉的力量因肺过度充气而有所下降。

　　F 曲线代表了肺纤维化或急性呼吸窘迫综合征（ARDS）患者，因肺容积下降，导致呼气肌的力量下降（图 9-2）。此外，因纤维化或炎症渗出引起弹性回缩力增强，会导致患者需要呼吸肌产生远超正常的力才能扩张肺部。

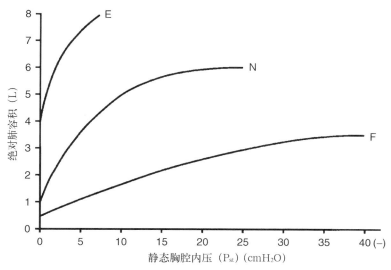

图 7-7　肺静态弹性回缩力（P_st）与绝对肺容积在三类典型患者中的对应关系：肺气肿患者（E）、健康人（N）及肺纤维化或急性呼吸窘迫综合征患者（F）。尽管胸腔内压为负值，但习惯上将其描记在右侧

要点 · 你可能会认为静态弹性回缩力源于健康肺部的弹性纤维和胶原纤维，但实际上弹性回缩力主要来源于肺泡气 - 液平面的表面张力。如图 7-8，分别显示：含气肺组织静态充气和放气的压力曲线（正常情况），以及将肺内气体清除后，使用盐水对同一肺进行灌注和放水的压力曲线。在灌注盐水的肺中，气 - 液平面消失，表面张力也随之消失。注意图中灌注盐水的肺弹性回缩力非常小，由此可知弹性纤维和胶原纤维在弹性回缩力产生中占比很小。充气和放气压力曲线之间的巨大差异代表了生物组织中常见的滞后性。

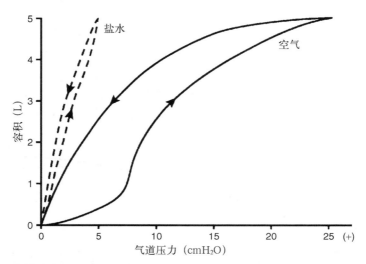

图 7-8　离体肺充放气过程中静态气道压力和肺容积之间关系图。箭头所示为充气和放气阶段，随后将肺内气体排空，使用盐水灌注、排空肺部。明显的曲线左移反映出，当肺泡气 - 液平面表面张力消失后，肺弹性回缩力显著减少。上升支和下降支之间的差别被称为滞后现象

（二）呼吸功

图 7-9 展示了不同 P_{st} 和气道阻力对呼吸肌做功的影响，由图 7-7 的静态曲线和吸气过程中 Ppl 的变化共同组成。呼吸功是吸气压力和

吸气容积的乘积（P-V 曲线中围成的区域）。在每种情况下，吸气环和静态曲线之间的阴影部分（如箭头所示）代表了吸气时克服气道阻力的做功，即阻力做功（RS），在 E 曲线中阻力做功增加。静态曲线与压力轴零点的区域代表了保持肺部膨胀所做的功，即弹性做功（EL）。与正常曲线相比，肺气肿患者因气道阻力增加，整体呼吸做功增加，而肺纤维化或 ARDS 患者因肺部变硬，弹性做功增加。尽管肺气肿患者总体吸气功少于肺纤维化患者，但呼气过程中做功增加。此外，肺气肿患者的肺过度充气，使整个肺部处于明显呼吸力学缺陷状态。

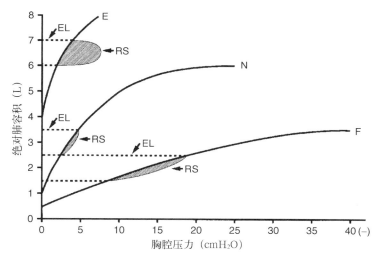

图 7-9　三类典型患者吸气过程中产生的胸腔负压描记图：健康人（N）、肺气肿患者（E）及肺纤维化患者（F）。吸气曲线见图 7-7 肺静态弹性回缩压力曲线，阴影部分代表克服气道阻力所做的功，即阻力做功（RS），静态曲线与压力轴零点之间的面积代表保持肺部膨胀所做的功，即弹性做功（EL）

（三）静态肺回缩力和最大呼气流速

在第 2 章第二节和图 2-2 中提到，肺部弹性尤其是 P_{st} 是 $\dot{V}max$ 的直接驱动力。理解其中原理对分析 $\dot{V}max$ 与 P_{st} 之间的关系非常重要。图 7-10A 显示了得出两者之间关系的方法，图 7-10B 为正常和患病后

肺部 $\dot{V}$max 与 P_{st} 的对应关系图。

图 7-10A 为健康人和肺气肿患者的流量 - 容积曲线和静态肺回缩曲线共同描绘于纵轴为绝对肺容积的图。在图中流量 - 容积曲线的下降支，可以测量获得任意肺容积所对应的 P_{st} 和 $\dot{V}$max。

在图 7-10B 中描记了不同肺容积下 P_{st} 和 $\dot{V}$max 的对应关系，即为最大流量静态回缩（MFSR）曲线。正常值范围为两条虚线之间的区域，图 7-10A 中因健康人和单纯肺气肿患者均无气道疾病，其所对应值均落在正常范围内。由此可知，肺气肿患者最大呼吸流量的下降主要是由肺弹性回缩力下降所致而不是气道疾病所致。然而对于慢性支气管炎患者，MFSR 曲线向右下方漂移，反映出尽管肺弹性回缩力有所下降，但无法用其解释流量的下降，流量下降主要原因为气道疾病和气道阻力增加。MFSR 曲线的重要性在于，从中可知 $\dot{V}$max 下降的可能原因既包括肺弹性回缩力的下降或气道疾病存在，也可能同时存在两种情况。

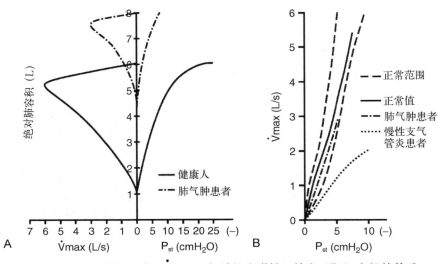

图 7-10　最大呼气流速（$\dot{V}$max）与肺静态弹性回缩力（P_{st}）之间的关系

A. 健康人和肺气肿患者的 $\dot{V}$max 和 P_{st} 共同描绘于纵轴为绝对肺容积的图中；B. 不同肺容积下相应的 $\dot{V}$max 和 P_{st} 的关系曲线，被称为最大流量静态回缩曲线。图中未画出慢性支气管炎情况下的流量 - 容积和弹性回缩力 - 容积曲线

第五节　强迫振荡技术或脉冲振荡技术

　　强迫振荡技术或脉冲振荡技术于 1956 年首次被描述，并于 20 世纪 70 年代和 20 世纪 80 年代得到改进，但直到 20 年前才因仪器的改进开始应用于临床。该技术原理解释较为复杂，大体来讲，就是患者处在密闭空间内进行快速呼吸过程中，使用扬声器向密闭系统内发放不同频率的压力波或声波。小压力（< 1cmH$_2$O）的振荡波施加于患者呼吸之上，通过测定从患者肺部反射回来的压力，计算不同频率下气道阻力、阻抗、声惯性、电容和共振频率。解释这些测定值相对复杂，其中最简单易懂的是不同频率下的阻力，高频（如 R20）下测定的阻力主要反映近端或大气道阻力，低频（R5）下测定的阻力主要反映总气道阻力。高、低频所测定的阻力差值（R5 ~ R20）代表小气道阻力。强迫振荡技术（FOT）或脉冲振荡技术（IOS）具有很多的潜在优势。第一，两者皆为无创性检查且无须患者配合，可安全用于婴幼儿、老年人及认知功能障碍或神经肌肉疾病患者。第二，两者皆可用于睡眠方面研究和重症监护病房相关研究。两者也都可以用于测定气道高反应性，患者无须深吸气，因为这可能改变支气管平滑肌的紧张性（见病例 23）；患者也无须用力呼气，这可以减少呼吸肌疲劳和支气管平滑肌紧张的发生。尽管 FOT 和 IOS 有以上优点，但其应用目前仍然有限，主要用于年龄小于 5 岁的无法配合进行常规肺功能检查的婴幼儿，在成年患者诊治方面的使用仍需要进一步加强。

（王　蒙　译　程　秦　陈亚红　校）

第8章

通气分布

多种病理过程会改变正常的通气分布模式（即吸入气体均匀一致分布至每个肺泡）。正因如此，评估异常通气分布模式的检查通常缺乏特异性，同时不具备重要的诊断价值。异常的通气分布总是与通气-血流的改变有关。通气的异常分布也会导致肺顺应性的频率依赖性发生改变。

第一节　单次呼吸氮气试验

（一）试验步骤

试验设备和步骤见图 8-1，患者首先呼气至残气容积，吸气时吸入左侧袋中 100% 氧浓度的纯氧直至肺总量，随后通过单向阀缓慢、完全呼气，使呼出气流经小孔通过氮气测量表进入肺量计。建议使用小孔，其主要作用在于保证呼出气稳定、缓慢（< 0.5L/s）流出。氮气测量表连续监测、记录呼出气氮气浓度，同时描记氮气浓度和呼出气容积之间的关系图，最终得到如图 8-1 和图 8-2A 中的曲线图。

（二）正常值

图 8-2A 中的曲线来自健康人坐位时的检查结果。正常曲线包括 4 个重要组成部分：阶段 I 到阶段IV。

理解这一曲线图之前需要先思考一下，吸入的氧气在患者坐位时在肺内如何分布。当肺容积处于残气容积水平时，肺泡氮气浓度在全肺分布基本一致（约80%），肺泡气可呼出至气管和上气道水平

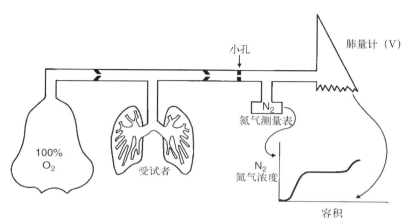

图 8-1 单次呼吸氮气试验装置。呼出氮气浓度与呼出气容积关系图见图片右下方

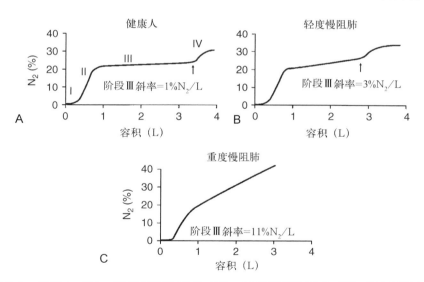

图 8-2 健康人(A)、轻度慢阻肺患者(B)、重度慢阻肺患者(C)单次呼吸氮气试验结果。箭头所示为闭合容积。图 A 为呼气的不同阶段,阶段Ⅲ的斜率标注于每幅图中

(图 8-3A),此时与肺尖相比,重力依赖区肺泡(图 8-3A 中黑圈)更小。肺尖肺泡含有更多氮气,当患者吸入 100% 浓度氧气时,进入肺尖的氧气相对较少,肺泡内氮气被稀释得更少,因此肺尖氮气浓度更高,

最终导致氮气浓度在肺内呈阶梯状分布，重力依赖区氮气被氧气稀释的比例最多（图 8-3B）。在吸气末气道和近端气道只含有 100% 浓度纯氧。

残气容积

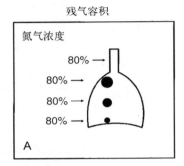

最大深吸气

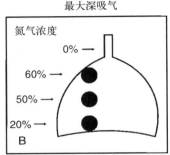

图 8-3　重力依赖性氮气浓度分布，从残气容积水平吸入纯氧至肺总量时气体在肺内的分布情况

A. 残气容积水平肺部；B. 最大深吸气至肺总量水平的肺部

健康人呼气过程（图 8-2A）如下，来自气管和上气道的纯氧最早通过氮气测量表，因此第Ⅰ阶段氮气浓度为 0，当呼气进入第Ⅱ阶段时，肺泡气开始冲洗无效腔内的氧气，氮气浓度随之逐渐升高。

第Ⅲ阶段由肺泡内全部气体组成，在缓慢呼气初期气体主要来自氮气浓度最低的重力依赖区肺泡，随后呼出气体中来自氮气浓度较高的肺尖气体逐渐增加，最终产生氮气浓度逐渐增加的第Ⅲ阶段。第Ⅲ阶段斜率正常值一般为 1 ～ 2.5，高龄者相对偏高。

氮气浓度的突然升高开始于呼气第Ⅳ阶段，代表重力依赖区肺部排空减慢，这一阶段的呼出气大部分来自氮气浓度较高的肺尖区域。第Ⅳ阶段的开始代表着重力依赖区气道的闭合，即闭合容积，但气道是否在这一肺容积关闭仍存在争议。第Ⅳ阶段开始时一般仍有 15% 肺活量的气体留存于肺内，残留气体的量会随着年龄增长而增高，最高可达 25% 的肺活量。

第二节 不同疾病单次呼吸氮气试验结果

在阻塞性肺病中，单次呼吸氮气试验（single-breath nitrogen washout test，SBN_2）结果有两方面改变（图 8-2B）：第IV阶段（闭合容积）开始时肺容积水平较高(呼出气体更少)，以及第III阶段斜率升高。这主要由于正常的气体分布形式（氮气浓度在垂直方向呈阶梯状分布）逐渐消失，肺内病变不均一，病变较重的肺（即气道阻力过高或肺顺应性过大的区域）排空较慢，接收到的氧气较少，造成此部分肺区氮气浓度远超正常肺区。由于病变肺区排空较正常肺区更慢，进而造成第III阶段斜率的显著升高。

在更严重的阻塞性肺病患者（图 8-2C），第IV阶段消失于斜率较大的第III阶段。

第三节 单次呼吸氮气试验结果解读

通气分布不均一性越强，第III阶段越陡峭，肺泡毛细血管灌注的不均一性也就越明显。这些变化对动脉血气分析的影响见第 6 章第一节。

既往认为第IV阶段的容积是发现早期气道病变的敏感指标，但现有研究表明其预测能力有限，目前也几乎不再进行此项测试。但是，多年来第III阶段斜率一直被认为是通气分布不均一的重要指标。如图 8-2 所示，随着阻塞性肺病的加重，第III阶段斜率也逐渐增加。

但需要注意的是，任何通气分布的评价指标都不具有特异性，第III阶段斜率的升高也不仅仅出现于气道阻塞患者，斜率增加也可出现于肺间质纤维化、充血性心力衰竭、结节病及其他不以气道疾病为主要改变的疾病。

综上所述，通气分布检查对于了解肺部生理，以及慢性支气管炎、哮喘和肺气肿等疾病的病理生理改变尤为重要。但在临床实践中，除了基本肺功能检查如肺量计、肺容积、弥散功能和动脉血气检查之外，通气分布检查提供的信息价值很有限。

（王　蒙　译　程　秦　陈亚红　校）

第 9 章

最大呼吸压力

在一些临床情况下，呼吸力量评估非常有用。骨骼肌力量可通过测量其产生的力量而轻易确定，如通过提起重物确定手臂肌肉的力量。相比之下，呼吸肌力量可通过测量气道阻塞时其产生的压力来确定。

第一节　生理学原理

本节将回顾基本的肌肉生理学，以帮助确定呼吸肌力量评估的最佳方法。在不同生理长度下接受最大刺激，肌肉会表现出典型的长度 - 张力关系，如图 9-1 所示。当肌肉处于最佳生理长度时，会产生最大的张力，而在其他长度时产生的张力较小。将这个概念用于呼吸肌上，可以认为体积等同于长度，压力等同于张力。呼气肌（胸壁和腹部肌肉）在接近肺总量时达到最佳长度。如图 9-2 所示，与预期一样，在接近肺总量时产生的呼气压力最高。患者用力呼气抵抗气道的阻塞。相反，在接近残气容积时，吸气肌（主要是膈肌）处于最佳长度。接近残气容积时，患者用力吸气，在气道阻塞时会产生最大的负压。因此，应在接近肺总量时测量呼气肌的最大力量，在接近残气容积时测量吸气肌的最大力量。

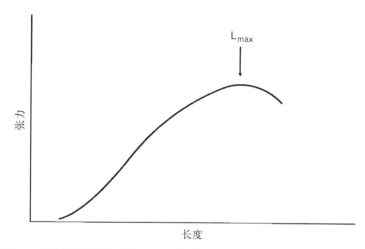

图 9-1　横纹肌的经典长度 - 张力曲线。L_{max} 指达到最大张力时的长度

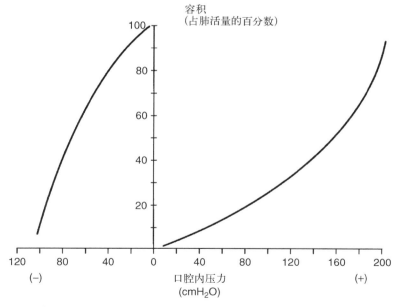

图 9-2　静息时在不同肺容积（肺活量，VC）时的最大呼吸压力。呼气压为正值，吸气压为负值。肺总量为 100% 的 VC，残气容积为 0 的 VC

第二节　测量方法

图 9-3 所示为传统测量装置，其由一个中空的不锈钢管组成，其上附带正压和负压量表。管道远端封闭，仅留出一个 2mm 的孔。现代装置采用连接到计算机的电子压力传感器，功能与传统测量装置相同，但在体格检查中没那么显眼。

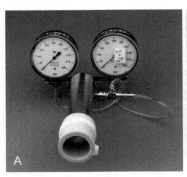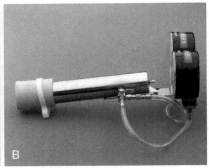

图 9-3　测量静息时最大呼气和吸气压力的传统装置。呼气压力计的量程为 0 ～ 300cmH$_2$O，吸气压力计的量程为 0 ～ 300cmH$_2$O。压力计通过一个三通开关交替连接到钢管上，如图中右侧压力计上的箭头所示（图 A）。侧视图（图 B）显示金属管的远端有一个 2mm 的小孔。硬质橡胶管连接到钢管的近端

最大呼气压力（P$_{Emax}$）的测量过程如下：患者最大限度地吸气，将橡胶管紧贴于嘴上，然后尽可能用力地呼气。通过多次重复，记录在短时间内（通常为 0.2 ～ 1.0 秒）能达到的最高正压。目前多采用硬质橡胶管替代标准的硬纸筒或通气管型吹嘴，因为在较高的压力（50 ～ 150 cmH$_2$O 或更高）下，当口腔肌肉不够强壮而无法保持完全密封时，空气会从传统吹嘴的周围漏出，这多见于神经肌肉无力的患者。除肌肉无力的患者外，通常不需要鼻夹。

最大吸气压力（P$_{Imax}$）是通过让患者呼气至残气容积水平，将通气管贴在嘴上，尽可能用力吸气来测量的，记录相同时间间隔内的最大负压。远端 2mm 的小孔是为了确保装置能够测量吸气肌在肺内产

生的压力。如果无此小孔，当患者关闭声门、用力吸气时，将产生非常大的负压。气孔的存在避免了这种情况的发生，因为声门关闭时吸气产生的压力会迅速降低，无法维持。为了保证测量准确性，患者必须尽最大努力吸气，这也是这个测试的一个缺点，因为努力吸气可能会让人不适，有些患者不能或不愿意完成。因此，技术人员的热情指导是必不可少的。

第三节　正　常　值

表 9-1 列出了 60 名健康男性和 60 名健康女性的正常值。如图 9-2 所示，P_{Emax} 大致是 P_{Imax} 的 2 倍。男性比女性具有更高的呼吸压力。除男性的吸气压力外，男性和女性的 P_{Imax} 和 P_{Emax} 都随年龄的增长而下降。

表 9-1　不同年龄人群最大呼吸压力的正常值

压力	年龄（岁）				
	$20 \sim 54$	$55 \sim 59$	$60 \sim 64$	$65 \sim 69$	$70 \sim 74$
P_{Imax}，cmH_2O [a]					
男性	-124 ± 44	-103 ± 32	-103 ± 32	-103 ± 32	-103 ± 32
女性	-87 ± 32	-77 ± 26	-73 ± 26	-70 ± 26	-65 ± 26
P_{Emax}，cmH_2O [a]					
男性	203 ± 84	218 ± 74	209 ± 74	197 ± 74	185 ± 74
女性	152 ± 54	145 ± 40	140 ± 40	135 ± 40	128 ± 40

a. 数值以平均值 ± 2 个标准差表示。

第四节　最大呼吸压力测量的适应证

1. 对于存在呼吸困难的神经肌肉疾病患者，呼吸肌力量的测定比肺活量或最大通气量测定更为敏感。编者研究了 10 例早期神经肌肉疾病（肌萎缩侧索硬化、重症肌无力和多发性肌炎）的患者，其中 8 例存在明显呼吸困难，但只有 2 例存在肺活量明显下降（77%），5 例患者最大通气量减少（73%）。然而有 9 例患者存在 P_{Emax}（占预计值 47%）和 P_{Imax}（占预计值 34%）显著下降。在早期阶段，呼吸困难主要的原因为其他骨骼肌的力量几乎没有受损，但呼吸肌力量却已经降低。表 9-2 为与呼吸肌无力相关的神经肌肉疾病。

表 9-2　与呼吸肌无力相关的神经肌肉疾病

肌萎缩侧索硬化	吉兰 - 巴雷综合征
重症肌无力	脊髓空洞症
肌营养不良症	帕金森病
多发性肌炎，皮肌炎	皮质类固醇肌病
脊髓灰质炎，脊髓灰质炎后综合征	多发性神经病
脑卒中	脊髓损伤
膈肌麻痹	酸性麦芽糖酶缺乏症

2. 对于出现孤立的、不明原因肺活量或最大通气量下降的患者，呼吸肌力量测量很有必要。此类下降可能是呼吸肌无力的早期征象，也可以解释呼吸困难的主诉。有报道的引起肌肉无力的其他疾病包括系统性红斑狼疮、铅中毒、硬皮病和甲状腺功能亢进等。

要点 • 当最大呼气压力 < 40cmH$_2$O 时，通常不能较好地完成咳嗽动作。

在严重慢性支气管炎患者中，咳嗽性晕厥可能是不明晕厥的原因。在咳嗽发作期间，气道内压力可超过 300cmH$_2$O。这样的压力足以减少静脉回流，从而减少心排血量并导致晕厥，有时甚至会出现于患者仰卧位时。

3. 在重症监护病房，呼吸肌力量可作为评估机械通气撤离时机的指标。测量时，可将压力传感器连接至气管插管。如果对未插管的患者进行该测量（作为呼吸肌无力患者判断呼吸衰竭风险的一种方法），如本章第二节所述，应确保装置上配备小漏气孔。

　　当使用最大呼吸压力评估脱机可能性时，吸气压值大于 20 ～ 30cmH$_2$O 和呼气压值大于 30 ～ 50cmH$_2$O 被认为是患者脱离呼吸机支持的预测指标。然而，不鼓励依靠单一因素来决定脱机的可能，需谨记自主呼吸的能力取决于呼吸肌功能与胸壁和肺施加给呼吸肌的负荷之间的平衡。

（程　秦　译　王　蒙　陈亚红　校）

第 10 章

术前肺功能检查

术前肺功能检查的目的：①发现未被识别的肺部疾病；②评估手术风险与潜在获益；③制订围术期护理计划；④评估术后肺功能。几项研究表明，外科患者中有很高比例的患者存在未发现的肺功能损害，并提示术前肺功能检查仍存在不足。有证据表明适当的围术期管理可改善肺功能受损患者的手术结果。

第一节　哪些人应该接受检查

检查的适应证取决于患者的特征和计划的手术方式。表 10-1 为建议进行肺功能检查的患者特征和手术类型。任何准备行肺部切除的患者都应该在术前进行肺功能检查。建议已知肺部疾病的患者和 40 岁以上的吸烟者（多达 1/4 的吸烟者存在肺功能异常）在进行上腹部和胸部手术前进行肺功能检查，因为这些手术对肺功能受损患者的风险最大。当发现明显异常时，适当的围术期干预可降低手术相关的疾病和死亡。这种干预包括使用支气管舒张剂和术后使用激励性肺量计。尽管术前戒烟的好处尚未得到证实，但通常的做法是建议吸烟者，特别是肺功能受损的人，在术前几周内停止吸烟。

表 10-1　术前肺功能检查的适应证

患者特征

　已知肺功能障碍

　目前吸烟，特别是超过 1 包 / 天

慢性咳嗽、咳痰

近期呼吸道感染

高龄

肥胖，体重增加超过 30% 理想体重

脊柱后凸症

神经肌肉疾病，如肌萎缩侧索硬化和重症肌无力

手术类型

胸部或上腹部手术

肺部切除手术

需长时间麻醉的手术

第二节 应该做哪些检查

对于阻塞性通气功能障碍的患者，术前检查可以进行使用支气管舒张剂治疗前后的肺量计检查。然而，对于存在中到重度气道阻塞的人，应同时测量动脉血二氧化碳分压（血气）。表 10-2 为根据检查结果评估患者手术风险的一般指导意见。

表 10-2 评估术后呼吸系统并发症风险的指导意见

检查指标	风险增加	高风险
FVC	<50% 预计值	$\leqslant$ 1.5L
FEV_1	<2L 或 <50% 预计值	<1.0L
MVV		<50% 预计值
$PaCO_2$		$\geqslant$ 45mmHg

限制性通气功能障碍的患者接受手术的风险的相关研究相较于阻塞性通气功能障碍者少一些。建议遵循同样的评估原则，但应评估限制的原因（肺实质疾病、胸壁疾病、肌无力和肥胖）。

测量肺弥散功能（D_{LCO}）的指征尚未明确。建议在限制性通气障

碍患者中测量D_{LCO},以评估气体交换异常的严重程度。在肺实质疾病中,如肺纤维化,弥散功能异常往往较通气障碍更严重。

血氧测定法是一种廉价的气体交换测量方法,但相对不特异和不敏感,即使在运动中测定。不建议用其评估手术风险。但可用于术后氧疗的监测。

最大通气量也可作为术后呼吸系统并发症的预测指标。但其比FEV_1重复性更差,更依赖于肌肉力量和用力程度。由于这些原因,其不再用于确定患者是否有资格获得社会保障残疾补助,但可用于术前评估,在预测术后呼吸系统并发症方面效果与FEV_1相当,还可作为评估呼吸肌力量的一项指标。

第三节　其他检查

定量放射性核素显像已用于确定区域肺通气和肺灌注情况,进而可改善对术后肺功能的评估,特别是对肺功能处于边缘状态的患者。

最大心肺运动试验已用于术前评估。一些研究显示,最大摄氧量大于20ml / (kg·min) 的患者术后并发症发生率较低,而最大摄氧量小于15ml / (kg·min) 的患者并发症发生率较高。这种检查需要复杂的设备和较高的技术,较其他测试更昂贵。然而与大多数外科手术的花费相比,测量的成本很小。

第四节　什么是"禁忌性风险"

目前有几种计算肺组织切除后肺功能的方法。其中一种方法需要估计可能被切除的肺段的数量,并通过以下公式进行计算(肺段共有18 个):

术前 FEV_1 × 剩余肺段的数量 /18= 术后 FEV_1　　　(公式 10-1)

因此,如果切除5个肺段,术前FEV_1为2.0 L,估计术后FEV_1为1.4 L,计算过程为:

$$2× (18 - 5) /18=1.4$$

　　术后预计的 FEV_1 指完全恢复后肺功能的估计水平，而不是术后即刻的水平。过去通常的建议为，如果预测的术后 FEV_1 小于 0.8L，不应进行手术切除。但后续研究表明，随着现代术后护理的推广，这不再是手术绝对禁忌。一些具有良好围术期护理条件的专科中心报道显示，严重肺功能受损的患者也有较低合并症发生率和死亡率。

（程　秦　译　王　蒙　陈亚红　校）

第 11 章

运动能力简易测试

在大多数情况下，临床医师会评估患者的运动能力。通常基于病史、体格检查的结果和相关数据，如胸部 X 线、心电图、血细胞计数和标准肺功能检查结果，可能包括动脉血气值。

但是，在某些情况下，需要对患者的运动能力进行量化评估。在要求进行正式运动研究之前，可以进行一些相对简单的测试。这些可以在办公室或医院的肺功能实验室中完成。通过对患者的活动受限进行充分评估，可以避免他们接受进一步扩展测试。

第一节　运动血氧仪

大多数医院用脉搏血氧饱和度测定法，这是一种在不存在高浓度异常血红蛋白的情况下估算动脉血氧饱和度的廉价且无创的方法。选择合适的运动地点并满足测量脉搏血氧饱和度质量标准后，记录静息时的血氧饱和度。如果静息氧饱和状态正常或接近正常，则患者可锻炼直至呼吸短促。在某些疾病中，如肺纤维化、肺动脉高压和肺气肿，患者静止时的血氧饱和度值是正常的，但运动后会出现显著的血氧饱和度下降现象。在这种情况下，明智的做法是让患者在吸氧的情况下重复运动，以确定饱和度是否易于纠正和呼吸困难是否可得到缓解。

如果患者的静息血氧饱和度很低，那么这可能就是所有需要的信息。但是，如果要开吸氧医嘱，则可能需要确定可提供足够的静息和轻度运动所需血氧饱和度的氧气流量。

对于此类研究，重要的是记录步行的距离和时间。为了开出吸氧医嘱，可以比较有或无吸氧时的运动水平（步行距离）。在一些慢阻肺及胸壁和神经肌肉受限的患者中，二氧化碳潴留可能值得关注，在患者吸氧时应取静息状态下的动脉血气值，以排除进行性高碳酸血症。通常无须在运动过程中确定吸氧时的动脉血气值。

> **要点**·在某些情况下，在手指上使用脉搏血氧计时，血氧饱和度会出现降低的假象。这些情况包括厚茧、环境光线过强、使用深色指甲油、黄疸及周围循环不良，如硬皮病和雷诺病。在脉搏信号较差的情况下，耳垂或前额是可选择的替代部位。如果对血氧计读数的可靠性存在疑问，或者读数与临床情况不符，建议进行动脉血气检查。

第二节　6 分钟步行测试

简单的步行测试对于量化和记录患者不同时间的运动能力很有用。在合理的预防措施下，它们可用于对肺部和心脏疾病的评估，对于量化患者康复计划的进展也很有价值。人们对 6 分钟步行测试（6MWT）与心肺运动测试和穿梭步行测试的相对优缺点存在争议，但 6MWT 已成为主要标准，并且是研究最多，特征最明确的简单运动测试。

该测试最好在畅通无阻的水平走廊中进行，走廊的长度最好为 100ft（$1ft \approx 0.30m$），且人流量最少，指示患者在整个过程中来回走动，并在 6 分钟内尽可能多走。应该以标准化的陈述来鼓励患者，如"您做得很好"和"继续保持"。测试期间允许患者停下来休息，但应鼓励患者尽快恢复行走。计算圈数，并测量余下的距离，计算步行总距离。在测试之前或之后记录脉搏频率，或者可以实时监控。如果患者使用氧气，则需记录流速和传输方式，如携带或拉动的装置。报告应包括四舍五入到最接近的英尺或米的步行距离，可以将其报告为标准参考值的百分比。报告还可以包括平均速度、停止次数和持续时间，基线和最低血氧饱和度，基线和最大或测试结束时的心率及症状。表

11-1 将步行距离与平均步行速度（以 mph 为单位，1mph ≈ 1.61km/h）进行关联，6MWT 的预测方程式适用于 40 ～ 80 岁的健康成年人，表 11-1 注释中列出了这些方程式。该测试的用途是双重的：第一，通过将患者的测试结果与预测标准进行比较，可以估计患者的损伤程度；第二，对于衡量患者对治疗的反应或疾病的进展最有价值。

表 11-1　6 分钟和 12 分钟步行距离和速度之间的关系

速度（mph）	步行距离（ft）	
	6 分钟	12 分钟
3	1584	3168
2	1056	2112
1	528	1056
0.5	264	528
0.25	132	264

注：40 ～ 80 岁成年人在 6 分钟步行测试中的步行距离（6MWD）预测方程，结果以 m 为单位（1m=3.28ft）^{2}。男子：6MWD =（7.57× 身高，cm）－（5.02× 年龄，岁）－（1.76× 体重，kg）－ 309。女子：6MWD =（2.11× 身高，cm）－（5.78× 年龄，岁）－（2.29× 体重，kg）+ 667m^2

第三节　爬楼测试

多年以来，医师一直在使用爬楼测试来估计患者的心肺储备。患者爬楼梯的经验是一个缺点。然而，在一项研究中，慢阻肺的受试者爬楼梯直到受到症状的限制并停止为止，发现爬升的步数与最大氧耗量（$\dot{V}_{O_2max}$）和最大运动通气量（$\dot{V}E$）之间存在显著相关性。该测试是另一种评估接受胸外科手术的慢阻肺患者手术风险的方法。研究发现，平均而言，爬 83 阶楼梯的能力相当于 20ml/（kg·min）的 $\dot{V}_{O_2max}$。据报道，能够达到峰值 20ml/（kg·min）与肺切除或开胸手术后较少的并发症相关。

爬楼测试比 6MWT 或 12 分钟步行测试更麻烦。但是，它的确使大多数患者更接近其 $\dot{V}_{O_2max}$，达到更具生理学意义的终点。

第四节　通气储备

在给定任务或锻炼过程中测量患者的通气量可以估算出该任务需求的通气量。通气储备（VR）的定义由下列等式给出：

$$VR = \frac{MVV - exercise\ ventilation(\dot{V}E)}{MVV} \times 100\% \qquad （公式 11-1）$$

在给定任务中，假设 MVV 为 60L/min，$\dot{V}E$ 为 30L/min，则 VR 为 50%。$\dot{V}E$ 越大，储备量越低，患者呼吸困难的可能性就越大，VR 低于 50% 通常与呼吸困难有关。另一种评估方法是从 MVV 中减去 $\dot{V}E$，MVV − $\dot{V}E$ 值小于 20L/min 表示严重的通气受限。

第五节　使用肺功能检查评估呼吸障碍

评估呼吸障碍的最常见方法是根据各种肺功能检查指标下降百分比。表 11-2 总结了 1986 年美国胸科学会（ATS）提出的建议，它提供了有用的指南。该建议由 ATS 于 2005 年与欧洲呼吸学会（ERS）联合修订。这些建议是有争议的，编者的实验室未遵循最新建议，实验室主任应严格评估此类建议。

表 11-2　基于肺功能检查结果的呼吸障碍评估

状态	肺功能 [a]				
	FVC	FEV$_1$	FEV$_1$/FVC	D$_{LCO}$	$\dot{V}_{O_2max}$
正常	> 80	> 80	> 75	> 80	> 75
轻度障碍	60 ~ 80	60 ~ 80	60 ~ 75	60 ~ 80	60 ~ 75
中度障碍（无法达到很多工作所需要的体力要求）	50 ~ 60	40 ~ 60	40 ~ 60	40 ~ 60	40 ~ 60
重度障碍（无法达到大多数工作所需的体力要求，包括去上班）	< 50	< 40	< 40	< 40	< 40

a 所有测试结果均为占预计值的百分比。D$_{LCO}$. 一氧化碳扩散量；FEV$_1$. 第 1 秒用力呼气容积；FVC. 用力肺活量；$\dot{V}_{O_2max}$. 最大氧耗量。

数据引自 American Thoracic Society Ad Hoc Committee on Impairment/Disability Evaluation. Evaluation of impairment/ disability secondary to respiratory disorders. *Am Rev Respir Dis* 133：1205-1209，1986.

如果患者主诉严重呼吸困难，但检查仅显示轻度至中度肺功能损害，就需要检查有无肌无力、上呼吸道阻塞或除呼吸外的其他原因。如果未找到，则进行心肺运动测试通常有助于确定运动受限的原因。

第六节　心肺运动测试

心肺运动测试需要复杂的设备，负责检查的实验室要求严格质量控制、具有丰富的生理学知识、适当的医学监督，以及专业经验丰富。测量气体交换和心脏功能的众多方法中，有一些需要留置用于重复测定血气的动脉导管。测量参数包括：分钟通气（$\dot{V}_E$）、氧耗量（$\dot{V}_{O_2}$）、二氧化碳产生量（$\dot{V}_{CO_2}$）、无效腔通气量以及肺泡 - 动脉氧分压差。在某些实验室中，可以通过每次呼吸来测量 $\dot{V}_{O_2}$ 和 $\dot{V}_{CO_2}$。此外，还包括评估心率、血压和乳酸水平，以及检查心电图。

心肺运动测试的一些适用范围如下。

1. 在复杂病例中区分呼吸困难的原因是来自心脏还是肺部。

2. 确定患者的症状是否由活动减少所致。

3. 筛查非器质性病变患者。

4. 提供残疾评估。

5. 确定健康水平，包括患者是否可以满足给定工作任务的工作要求。

（王　飞　译　郭晨霞　陈亚红　校）

第 12 章

各种疾病的肺功能表现

大多数特定疾病的患者具有典型的肺功能异常表现。表 12-1 在表 3-1 的基础上添加了肺容积、动脉血气、弥散功能、肺顺应性和阻力、单次呼吸氮气试验和最大呼吸压力的数据。但应强调临床诊断并非仅根据这些实验结果得出；更确切地说肺功能检查量化了肺损伤的程度，并应根据整体临床资料进行解释。在本章讨论中，阻塞性疾病分为四种情况：肺气肿、慢性支气管炎、慢阻肺和哮喘。限制性疾病是由肺实质疾病和肺外疾病导致的。

第一节 肺 气 肿

单纯性肺气肿(如 α_1-抗胰蛋白酶缺乏症)与肺过度充气(TLC 增加)有关；肺弹性显著下降（TLC 时弹性回缩压降低，肺静态顺应性增加）；并且肺弥散功能（D_{LCO}，反映肺泡的破坏情况）常显著降低。静息状态下 PaO_2 和 $PaCO_2$ 通常是正常的，除非病情进一步恶化。典型的 α_1-抗胰蛋白酶缺乏症导致的肺大疱主要分布在下肺野。

第二节 慢性支气管炎

单纯性慢性支气管炎通常见于大量吸烟者，表现为慢性咳嗽咳痰和反复呼吸系统感染。与肺气肿患者不同，其肺弹性回缩压通常正常，但 PaO_2 可能下降，伴有二氧化碳潴留（$PaCO_2$ 增加）。

第三节 慢 阻 肺

大多数吸烟者患阻塞性肺病表现为肺气肿和慢性支气管炎的组合。肺功能可反映这两种疾病进展的过程。例如，慢阻肺患者肺过度充气比单纯慢性支气管炎患者常见，但可能无二氧化碳潴留。

第四节 哮 喘

哮喘患者在两次发作之间肺功能可能正常，表 12-1 中的数据反映了非吸烟中度哮喘患者发作期间的肺功能。哮喘患者肺功能改变除过度换气和呼吸性碱中毒（pH 升高和 $PaCO_2$ 降低）外，其余改变与慢阻肺很相似。此外，患者对支气管舒张剂反应（表 12-1 中未显示）显著且 D_{LCO} 通常会增加。病情缓解后所有肺功能结果除 RV/TLC 外均可恢复正常；但乙酰甲胆碱激发试验通常呈阳性。FEV_1/FVC 值可能正常，尤其是在轻度病例中。D_{LCO} 可能正常或增加，只有在非常严重的哮喘患者中才会降低。

第五节 肺内限制性疾病

特发性肺纤维化是肺实质病变导致限制性通气功能障碍的典型代表。患者肺容积减少，呼气流量可能正常或较低，肺弥散功能下降，PTLC 一般来说增加，肺顺应性降低，呼气流量 - 容积（FV）曲线陡峭。表 12-2 列出了引起限制性通气功能障碍的其他一些疾病。然而并不是所有疾病都能产生所描述的经典曲线图。FV 曲线斜率可能不增加、肺弹性回缩力可能不改变，部分原因是不同程度的限制可能与不同程度的阻塞同时存在。例如，结节病和肺结核病变主要累及支气管。这种混合性通气功能障碍在心力衰竭、囊性纤维化、朗格汉斯细胞组织细胞增生症（嗜酸性肉芽肿或组织细胞增生症 X）和淋巴管平滑肌瘤病中也很常见。

表 12-1　各种疾病的肺功能表现

结果	单位	肺气肿	慢性支气管炎	慢性阻塞性肺疾病	哮喘	限制性疾病 肺内	限制性疾病 肺外	神经肌肉疾病	充血性心力衰竭	肥胖
FVC	L	(N)→↓	(N)→↓	(N)→↓	↓	↓	↓	N→↓	↓	N→↓
FEV$_1$	L	↓	↓	↓	↓	↓	↓	N→↓	↓	N→↓
FEV$_1$/FVC	%	↓	N→↓	↓	N→↓	N→↑	N	N	N→↓	N
FEF$_{25\sim75}$	L/s	↓	↑	↓	↓	N→↑	↓	N→↑	↓	N→↓
PEF	L/min	↓	↓	↓	↓	N→↓	↓	N→↓	↓	N
MVV	L/min	↓	↓	↓	↓	N→↓	↓	N→↓	↓	N→↓
FEF$_{50}$	L/s	↓	↓	↓	↓	N→↑	↓	N→↑	↓	N→↓
FV 曲线斜率		↓	↓	↑	N→↓		N→↑	N→↑	↓	N
TLC	L	↑	N→↑	N→↑	N→↑	↓	↓	N→↓	↓	N→↓
RV	L	↑	↑	N→↑	N→↑	↓	N→↓	N→↑	↓	↓→N→↑
RV/TLC	%	↑	↑	N→↑	↑	N→↑	N	N→↑	N→↓	↓→N→↑
D$_{LCO}$	ml/mm Hg/min	↓	N→↓	N→↓	↑→N→↓	N→↓	N	N	N→↓	N→↑
D$_L$/VA	ml/mm Hg/(min·L)	↓	N→↓	N→↓	↑→N→↓	N→↓	N	N	N→↓	N→↑
PaO$_2$	torr[a]	N→↓	N→↓	N→↓	N→↓	N→↓	N	N→↓	N→↓	N→↓
SaO$_2$	%	N→↓	N→↓	N→↓	N→↓	N→↓	N	N→↓	N→↓	N→↓
PaCO$_2$	torr[a]	N→↑	N→↑	N→↑	N→↓	N→↓	N	N→↑	N→↓	N

续表

结果	单位	肺气肿	慢性支气管炎	慢性阻塞性肺疾病	哮喘	限制性疾病 肺内	限制性疾病 肺外	神经肌肉疾病	充血性心力衰竭	肥胖
pH	-log[H⁺]	N→↓	N→↓	N→↓	N→↑	N→↑	N	N→↓	N→↑	N
Raw	cmH₂O/(L·s)	↑	↑	↑	↑	↓→N→↑	N→↑↑	N→↑	N→↑	N→↑
CL$_{stat}$	L/cmH₂O	↑	N	N→↑	N→↑	↓	N	N	N→↓	N
CL$_{dyn}$	L/cmH₂O	↑	N→↓	N→↓	N→↓	↓	N	N	N→↓	N
PTLC	cmH₂O	↑	N	N→↑	↓	N→↑	N	N	N→↑	N
Phase Ⅲ	% N₂/L	↑	↑	↑	↑	N→↑	N	N	N→↑	N
Phase Ⅳ	% VC	A	↑→A	↑→A	↑→A	N→↑	N	N	N→↑	N→↑
P$_{Emax}$	cmH₂O	N→↓	↑	↓→N→↑	N	N→↓↑	N→↓	N→↓↓	N	N
P$_{Imax}$	cmH₂O	↓	N	N→↓	N	N→↑↑	N→↓↑	N→↓↓	N	N→↓

a. torr 相当于毫米汞柱。

注：→. 至；↑. 增加；↓. 降低；A. 缺失；CL$_{dyn}$. 肺动态顺应性；CL$_{stat}$. 肺静态顺应性；D$_{LCO}$. 一氧化碳弥散性；D$_L$/VA. 肺弥散量/肺泡容积；FEF$_{25~75}$. 最大呼气中期流量；FEF$_{50}$. 呼出 50% 用力肺活量时的最大呼气流量；FEV$_1$. 第 1 秒用力呼气容积；FV. 流量 - 容积；FVC. 用力肺活量；MVV. 最大通气量；N. 正常；(N). 偶尔正常；PaCO$_2$. 动脉血二氧化碳分压；PaO$_2$. 动脉血氧分压；PEF. 呼气峰流量；P$_{Emax}$. 最大呼气压力；P$_{Imax}$. 最大吸气压力；PTLC. 肺总量时的弹性回缩力；Raw. 气道阻力；RV. 残气容积；SaO$_2$. 动脉血氧饱和度；TLC. 肺总量。

第六节　肺外限制性疾病

肺外限制性疾病中肺实质往往正常。表 12-2 中列出了此类疾病最常见的原因。肺功能主要表现为肺容积减少，气体交换功能通常正常。因为在某种程度上 D_{LCO} 与肺容积相关，因此其可能也会降低。如肺切除术后的"健康"肺也符合这种模式。

严重的限制性疾病，如晚期脊柱后凸可导致呼吸障碍伴气体交换异常。

表 12-2　限制性通气功能障碍的病因

肺部疾病
肺纤维化与间质性肺炎
石棉沉着病
肿瘤，包括淋巴瘤
肺炎
结节病（3 期）
闭塞性细支气管炎伴机化性肺炎或隐源性机化性肺炎
过敏性肺炎
肺泡蛋白沉积症
朗格汉斯细胞组织细胞增生症（组织细胞增生症 X 或嗜酸性肉芽肿）
肺切除术
肺不张
肺外疾病
胸腔疾病
胸腔积液
气胸
纤维胸
心脏扩大
神经肌肉疾病

膈肌麻痹

神经肌肉疾病（见表 9-2）

胸壁疾病

肥胖

脊柱后侧凸

强直性脊柱炎

胸外伤

胸部手术

腹部肿块（妊娠、腹水、巨大肿瘤）

第七节　神经肌肉疾病

早期神经肌肉疾病的特征是呼吸肌力的下降，表现为最大呼气和吸气压力下降。在这个阶段，尽管患者出现劳累性呼吸困难症状，但所有肺功能检查结果都可以正常，随着病程的进展最大通气量下降，随后出现 FVC 和 TLC 下降，并伴有气体交换障碍。最终该病符合肺外限制性疾病的特点。

此类疾病进展模式最常见于肌萎缩侧索硬化、重症肌无力和多发性肌炎，也可见于脊髓空洞症、肌营养不良、帕金森病、各种各样的肌肉疾病及吉兰－巴雷综合征。

第八节　充血性心力衰竭

左心充血性心力衰竭伴肺淤血对"正常"肺功能的影响通常不被重视。患者在某些情况下主要的改变是发生单纯限制性通气功能障碍，FEV_1/FVC 值正常，流量与 FVC 成比例减少且 FV 曲线斜率正常。患者常伴有心脏扩大或胸腔积液进而导致限制性通气功能障碍。胸部 X 线片常被认为是肺间质纤维化，但 CT 表现两者明显不同。

在其他情况下可能存在混合性通气功能障碍或单纯阻塞性通气功能障碍，流量下降与容积下降不成比例。FEV_1/FVC 值降低，FV 曲线斜率也降低。阻塞性通气功能障碍主要是由支气管周围水肿引起的，它会使气道变窄并造成"心源性哮喘"。有趣的是乙酰甲胆碱激发试验的结果可能是阳性，原因尚不清楚。

在过去几年里，治疗肺淤血的有效性可通过测量肺活量的变化来监测。充血性心力衰竭常被忽视作为限制性或阻塞性通气功能障碍的可能病因，故在此重点强调。

第九节　肥　　胖

与肥胖相关的肺功能表现如表 12-1 所示。这些变化在男性和女性患者之间似乎没有实质性差异。有些肺功能指标如 TLC 仅在体重指数非常高的患者中异常。其他肺功能指标如功能残气量和补呼气容积（特别是后者，表 12-1 未包括）轻度肥胖患者下降。RV 和 RV/TLC 的结果在一定程度上取决于 RV 是使用 FVC 还是慢肺活量来计算的（见第 3 章第三节）。即使是非常肥胖的患者 FEV_1/FVC 值也正常。肥胖在躯干型肥胖的患者中对肺功能的影响更大（苹果形身材 vs 梨形身材），在老年人和吸烟者中影响更大。一项研究发现，患有阻塞性肺病并在戒烟后体重增加的男性，每增加 1000g 体重，FVC 就会减少 17.4ml，FEV_1 也减少 11.1ml。而在女性中 FVC 和 FEV_1 分别减少了 10.6ml 和 5.6ml。

肥胖和哮喘之间的关联是一个有趣的问题。肥胖会引起哮喘吗？最终答案尚不明确。一项综述得出结论，肥胖对哮喘发病率和患病率有重要但程度不太严重的影响。最近肥胖越来越被认为是成人和儿童哮喘的主要危险因素。肥胖型哮喘似乎有一个独特表型，肥胖与哮喘发生的关联是大量研究所关注的问题。

（刘贝贝　译　王　飞　陈亚红　校）

第 13 章

肺功能检查时机与检查内容

术前肺功能检查的建议列在第 10 章。

虽然在许多其他情况下需要进行肺功能检查，但由于尚不清楚的原因，肺功能检查并未得到充分利用。在诊断为慢阻肺的患者中，有很大一部分患者没有接受过肺功能检查，而在这些未接受肺功能检查的患者中，有很大比例的患者并没有出现阻塞性通气功能障碍，因此慢阻肺被错误地过度诊断。还有许多人未做肺功能检查从而被漏诊。本章描述了需要进行肺功能检查的实例，并包括要进行的基本检查。根据最初的检查结果，可能需要进一步研究。

第一节 吸 烟 者

一些学者倡议所有目前吸烟和既往吸烟者不管症状如何，都应该进行肺功能检查。为支持这一建议，需要一项对照试验来证实肺功能筛查可改善年轻吸烟者的戒烟率。此类研究尚未进行。值得注意的是50% ～ 75% 的吸烟者并未发展为慢阻肺。这意味着肺功能检查结果正常的吸烟者认为吸烟并无不良影响，并继续吸烟。美国预防服务工作组指出："没有证据表明肺功能检查能独立提高戒烟率。没有直接证据表明慢阻肺患者筛查肺功能可改善远期健康结果"。

另外，有阻塞症状的成年吸烟者不管任何年龄均应进行肺功能检查。吸烟对肺功能的不良影响最早是在 20 岁左右时，因为那时肺功能没有完全发育成熟。之后，肺功能通常在 20 ～ 25 岁和 35 ～ 40 岁有两个稳定期,但在吸烟者中肺功能在 20 多岁时开始下降。在 35 岁以后,第 1 秒用力呼气容积(FEV$_1$)和用力肺活量(FVC)的下降速率通常约为 30 ml/y,在吸烟者中翻倍增加至约 60 ml/y。在肺部健康研究中,最年轻的诊断为慢阻肺的吸烟者仅 35 岁。

　　根据肺功能检查结果和患者的吸烟习惯,每 3 ~ 5 年复查肺功能可能是合理的。早期肺功能检查依据如图 13-1 所示。这显示了慢阻肺的典型发展过程。首先肺功能检查出现异常。吸烟引起的看起来没什么危险的咳嗽可能表明有明显的气道阻塞。当面对异常的检查结果和适当的戒烟援助时,患者通常会被说服尝试认真戒烟,这是迈向健康最重要的一步。图 13-2 显示了慢阻肺吸烟者和非吸烟者肺功能下降的平均速率。吸烟者肺功能的快速下降越早被打断,预期寿命就会越长。

　　肺功能检查:使用支气管舒张剂前后进行肺功能测定。

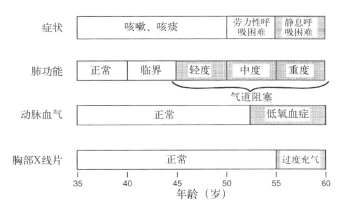

图 13-1　在典型情况下,肺量计测定、动脉血气分析和胸部 X 线片反映的慢阻肺症状进展与年龄的关系。肺功能检查可以在出现显著的呼吸困难症状或其他实验室检查结果异常之前数年筛查出慢阻肺(引自 Enright PL,Hyatt RE, eds. *Office Spirometry:A Practical Guide to the Selection and Use of Spirometers.* Philadelphia, PA:Lea & Febiger,1987. Used with permission of Mayo Foundation for Medical Education and Research.)

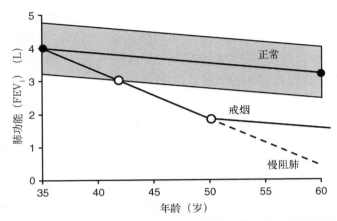

图 13-2 第一秒用力呼气容积（FEV₁）随年龄的正常下降与慢阻肺持续吸烟者的加速下降形成对比。戒烟可以阻止这种快速下降（引自 Enright PL，Hyatt RE，eds. *Office Spirometry*：*A Practical Guide to the Selection and Use of Spirometers. Philadelphia*，PA：Lea & Febiger，1987. Used with permission of Mayo Foundation for Medical Education and Research.）

第二节　慢　阻　肺

即使慢阻肺临床诊断明确，量化肺功能损害的程度也十分重要。FEV_1 占预测值百分比为 50% 预示着未来可能发生致残疾病。FEV_1 小于 800ml 预示未来可出现伴有缺氧和二氧化碳潴留（高碳酸血症）的呼吸衰竭。

每 1～2 年复查肺量计检查以确定肺功能指标如 FEV_1 的下降速率。在继续吸烟的慢阻肺患者中，FEV_1 平均下降 60 ml/y，尽管这个范围变化很大，正常患者和戒烟的慢阻肺患者为 30 ml/y。

肺功能检查：

1. 最初，通常在使用支气管舒张剂前后进行肺量计检查。尽管慢性阻塞性疾病诊断、治疗及预防全球策略（GOLD）指南推荐对常规使用支气管舒张剂后的值进行诊断，但也存在争议。

2. 对于中度或重度阻塞或症状与阻塞程度不匹配的患者，需要测量肺容积（例如，TLC、RV）和一氧化碳弥散量（D_{LCO}）。

3. 当 FEV_1 低于预计值的 50% 时，动脉血气检查可能是必要的。

4. 对大多数患者来说，单独行肺量计检查或加做支气管舒张试验通常是足够的。肺容积、D_{LCO} 或其他检查可视需要而定。

第三节　哮　　喘

重要的是要确定有明显哮喘症状的患者真的患有哮喘。记住"不是所有的喘息都是哮喘"。大气道病变会导致喘鸣或喘息，这可能会被误认为哮喘。流量 - 容积曲线通常能识别出这种病变（见第 2 章第十一节）。

已缓解或症状轻微的哮喘患者行肺功能检查也很有必要，为在哮喘急性发作期间比较肺功能提供基线资料，从而量化急性发作的严重程度。

应该教哮喘患者使用峰流速仪。这包括在哮喘缓解时每天早晚接受任何治疗前测量呼气峰流量，建立呼气峰流量基线值。患者应每天测量并记录呼气峰流量。

> **要点** · 教导患者正确使用峰流速仪至关重要。他们必须最大限度地吸气，用口含住肺功能仪口部（不需要鼻夹），尽可能快而用力地呼气。没有必要充分呼气；呼气应模仿吹生日蛋糕上蜡烛时的快速呼气。在操作过程中，患者应该张开嘴。使用舌加速流动，如同喷枪一样，可能会错误地增加峰流速的测量值。

让哮喘患者监测其肺部状况是极其重要的。病情加重前患者可能会出现峰流速的下降，而患者可能没有察觉到这一点。当患者出现症状和呼吸困难时，流速可能已经大大降低。从无症状到基线峰流速下降约 20% 通常意味着应恢复或增加治疗，并联系医师。应该让患者和其家属认识到哮喘是一种严重的、可能致命的疾病，必须予以重视并适当监测和治疗。显著的气道高反应性和高度变异是严重发作的先兆。

肺功能检查：

1. 初始评估包括应用支气管舒张剂前后的肺量计测定，可选择加测 D_{LCO} 或肺容积。如果肺功能正常或接近正常，哮喘诊断存疑时，应考虑行乙酰甲胆碱激发试验或呼出气一氧化氮（eNO）检测（第5章）。

2. 日常监测可使用峰流速仪。

3. 定期（一年、半年或更频繁）进行肺量计检查并使用支气管舒张剂（更常用于严重或病情不稳定患者）。

第四节　过敏性鼻炎

过敏性鼻炎常伴无症状气道高反应。它可能会发展成哮喘。因此，测定患者基线肺功能和气道反应性可能是有益的。

肺功能检查：使用支气管舒张剂前后进行肺量计测定。如果支气管舒张试验结果阴性，仍不能明确诊断，乙酰甲胆碱激发试验或呼出气一氧化氮（eNO）检测可提供帮助（见第5章）。

第五节　胸部 X 线片上弥漫性间质或肺泡病变

胸部 X 线片上弥漫性间质或肺泡病变可见于几种疾病（表12-2）。进行肺功能检查可以回答以下问题：肺容积是否减少，如果有减少，减少了多少？弥散功能是否下降？静息时血氧饱和度降低还是运动时血氧饱和度降低？通常情况下血氧饱和度在静息时正常，但在运动时下降。这些检查也用于随访疾病的发展过程和对治疗的反应。

肺功能检查：

1. 肺量计测定和 D_{LCO} 测定，以及静息和运动时血氧测定。初次评价需要做吸入支气管舒张剂前后肺量计测定，但如果无反应，随访可能不需要做支气管舒张试验。

2. 静态肺容积（如 TLC 和 RV）至少在第一次评估时应确定。在

FVC 下降和 FEV_1/FVC 正常的患者中，只有 50% 患者 TLC 减少。

3. 一些先进的实验室可测量 TLC 下的肺顺应性和弹性回缩力。

4. 对于常规随访，检查吸入支气管舒张剂前的肺量计通常就足够了、不管是否包括 D_{LCO} 或血氧指标。

第六节　劳力性呼吸困难

大多数劳力性呼吸困难应进行肺功能检查，即使主要病因可能不是肺的问题。有些呼吸困难的患者在做肺功能检查之前已接受了全面的心血管评估，最后肺部疾病被证明是呼吸困难的原因。此外，运动可引起支气管痉挛，通常与吸入冷空气有关，也可能是劳力性呼吸困难的原因。

肺功能检查：吸入支气管舒张剂前后进行肺量计测定和检测 D_{LCO}。有必要确定静息和运动时的血氧饱和度。评估运动相关症状，乙酰甲胆碱激发试验可能有帮助。在诊断困难时心肺运动试验通常可以帮助诊断（第 11 章第六节）。

注：许多患者有呼吸困难、咳嗽或其他呼吸系统症状，可行肺功能检查明确诊断。对于此类患者，无法解释的异常（例如，相对于 FEV_1 的最大通气量减少或出现特殊的呼气流量 - 容积曲线）可能需要测定吸气流量或最大呼吸压力，从而得出正确的诊断，如中央气道阻塞或神经肌肉疾病。

第七节　胸　　闷

胸闷是由心绞痛或发作性支气管痉挛引起的吗？这种鉴别并不容易。呼吸困难通常与这两种疾病有关。如果诊断存疑，除了心脏评估外还需要进行肺功能检查。

肺功能检查：吸入支气管舒张剂前后测定肺量计。如果仍有支气管痉挛的可能，行乙酰甲胆碱激发试验或检测呼出气一氧化氮。

第八节　不明原因的慢性咳嗽

一些患者的咳嗽与慢性支气管炎、支气管扩张或现有的病毒感染无关。咳嗽可能是干咳或有痰。慢性咳嗽常见的原因见表 13-1。显然，很多慢性咳嗽是由非肺部疾病引起的。肺功能检查对诊断有帮助的是哮喘、充血性心力衰竭、弥漫性间质性肺病和气道肿瘤。

肺功能检查：吸入支气管舒张剂前后进行肺量计测定。应仔细检查呼气流量 - 容积曲线。如果不常规进行，应考虑行吸气流量 - 容积曲线检测。应根据临床怀疑考虑是否行乙酰甲胆碱激发试验和检查 D_{LCO}。

要点·在病毒感染后咳嗽的气道高反应患者中，吸入或全身性应用糖皮质激素可以缓解症状，糖皮质激素可能是通过减少刺激咳嗽受体的嗜酸性粒细胞气道炎症而起作用。

表 13-1　慢性咳嗽常见原因

鼻后滴流
支气管哮喘
胃食管反流
充血性心力衰竭
弥漫性间质性肺病
病毒感染后气道高反应
使用血管紧张素转化酶抑制剂
支气管肺癌
气道肿瘤
肌肉萎缩症
溃疡性结肠炎，克罗恩病
异物

第九节 冠 心 病

由于许多冠状动脉疾病患者长期吸烟，他们患慢阻肺的风险增加。并且如第 12 章第八节所述，充血性心力衰竭本身会损害肺功能。

肺功能检查：对于有劳力性呼吸困难的心脏病患者，吸入支气管舒张剂前后进行肺量计测定。

要点·除了冠状动脉疾病患者，高血压患者也可能需要进行肺功能检查，特别是计划使用非选择性 β 肾上腺素受体阻滞剂者。非选择性 β 肾上腺素受体阻滞剂通常禁用于慢阻肺和哮喘患者，但慢阻肺患者和大多数哮喘患者通常对选择性 $β_1$ 受体阻滞剂耐受良好。有相当多证据表明选择性 $β_1$ 受体阻滞剂在慢阻肺和冠状动脉疾病患者中未得到充分使用，因为过分担心其使用会产生不良后果。对于慢阻肺和哮喘患者，当有需要时应使用选择性 $β_1$ 受体阻滞剂。

第十节 复发性支气管炎或肺炎

哮喘和慢阻肺急性加重经常被误认为是支气管炎或肺炎的反复发作。通过适当的肺功能检查给予恰当的诊断，可以避免这种错误。

肺功能检查：吸入支气管舒张剂前后进行肺量计测定。如果仍有未检测到支气管痉挛的可能，则可进行乙酰甲胆碱激发试验。

第十一节 神经肌肉疾病

神经肌肉疾病患者进行肺功能检查有两个原因，包括最大呼吸压力测定。第一，这类患者经常出现呼吸困难，确定其发病机制非常重要。是肺源性还是心源性呼吸困难，肺功能检查有助于回答这个问题。第二，这些检查对于随访疾病的进展非常有益。

肺功能检查：吸入支气管舒张剂治疗前后进行肺量计测定，测定最大呼吸压力。随访可仅测定最大呼吸压力和慢肺活量。

第十二节　职业和环境暴露

表 13-2 列出了可导致肺功能检查异常的物质和职业。有些行业定期监测工人的肺功能，这样既保护了工人也保护了雇主。

肺功能检查：吸入支气管舒张剂前进行肺量计测定。如果异常需进一步检测。

表 13-2　职业和环境暴露所致的肺部疾病

颗粒物——可引起急性冠状动脉事件、支气管哮喘急性发作和慢性阻塞性肺疾病急性加重

臭氧——引起或加剧哮喘

二氧化氮——急性肺损伤（地窖装填工病）

煤尘（煤工尘肺）

石棉（胸膜斑块、胸腔积液、石棉沉着病、肺癌和间皮瘤）

硅、石英（矽沉着病）

棉尘（棉尘肺）

铍（慢性铍病，以前称为铍病）

滑石（滑石肺）

职业性哮喘

　　塑料

　　异氰酸盐

　　动物皮屑、尿液、粪便

　　酶尘

　　茶和咖啡粉尘

　　双乙酰（也称丁二酮或丁 -2，3- 二酮），引起"爆米花肺"

　　粮食粉尘

　　木屑，特别是西部红雪松的木屑

过敏性肺炎

　　农民肺（暴露在发霉的干草中）

　　鸽子肺（主要是暴露于鸽子、鹦鹉、商业家禽养殖场）

　　"热水浴缸肺"

　　蘑菇肺，暴露于其他发霉粉尘所致肺炎

　　加湿器暴露所致肺炎

第十三节　系统性疾病

几种非肺部疾病通常伴有肺功能改变。下面列出了一些常见的疾病以及常见的肺功能异常结果。

1. 类风湿关节炎　D_{LCO} 减少往往是首发表现。肺活量也可能减少，少数情况下会出现气流阻塞。

2. 硬皮病（系统性硬化症）　D_{LCO} 减少是首发表现，由影像学不可见的闭塞性血管病变引起。在一些患者中肺纤维化可导致肺容积减少。

3. 系统性红斑狼疮　D_{LCO} 早期出现下降。随后肺容积可能急剧下降，产生"消失的肺"，这可能与呼吸肌无力有关而不是与肺纤维化有关。

4. 肉芽肿性多血管炎（以前称为韦格纳肉芽肿病）　最常见的是，流量-容积曲线上可见中央气道病变和肺量计测定表现为限制性和阻塞性通气功能障碍。

5. 多发性肌炎和皮肌炎　患者出现肌无力（最大呼气压力降低），合并间质性肺病 D_{LCO} 下降（主要为非特异性间质性肺炎）。

6. 肝硬化　在某些病例中，发现动脉血氧饱和度下降。这是由肺或纵隔的动静脉分流引起的。在许多情况下，当患者站立时（而不是躺着时）血氧饱和度会降低，这就是所谓的"直立性低氧血症"。

7. 复发性多软骨炎和气管病变　气管和支气管软骨的炎性退变可导致吸气和呼气流量减少，形成阻塞性通气功能障碍，吸气或呼气流量-容积曲线具有特征性变化。

8. 干燥综合征　多达 50% 受影响的患者有气流受限，吸入支气管舒张剂无效。

（郭晨霞　译　刘贝贝　陈亚红　校）

第 14 章

肺功能检查报告解读

第一节 引 言

本章简述对肺功能检查报告的解读方法。不同的专家对肺功能检查报告有不同的解读方法。目前并没有通用的标准。两个较早、较常引用的肺功能检查报告解读标准是 1986 年《美国胸科学会（ATS）残疾标准》和 1991 年 ATS 声明。2005 年，ATS 和欧洲呼吸学会（ERS）更新了肺功能标准，包括解读方法。2005 年 ATS/ERS 解读标准本应成为北美和欧洲的通用标准，但它导致了许多未能解决的争议和不同意见。4 个主要的关注点在于：①推荐使用第 1 秒用力呼气容积与肺活量的比值（FEV_1/VC），而不是 $FEV_1/$ 用力肺活量（FVC）；②非特异性类型（NSP），即 FEV_1/FVC 正常，FVC 低，肺总量（TLC）正常；③一氧化碳弥散量（D_{LCO}）单独下降而肺量计测定和肺容积正常；④确定肺功能检查异常严重程度的临界值。本章将阐述对上述争议问题的看法（见下文和图 14-1）。

欧洲人群的参考方程推荐使用 FEV_1/VC 而不是 FEV_1/FVC 诊断阻塞。无论怎样，报告中的 VC 总是 VC 测定中的最大值。因此，VC 总是大于或等于 FVC，FEV_1/VC 总是小于或等于 FEV_1/FVC。如果采用美国人群的参考方程，计算预测价值用 FEV_1/FVC，而不是 FEV_1/VC，任意应用 FEV_1/VC 替代 FEV_1/FVC 将导致过度诊断阻塞的系统性偏倚。

2005 年 ATS/ERS 流程图中，NSP（FEV_1/FVC 正常，FVC 低，

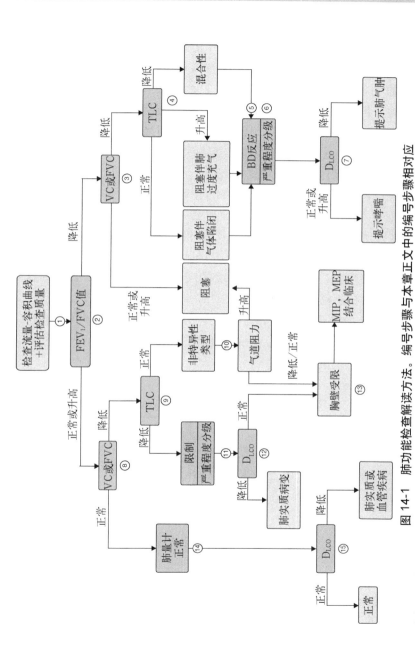

图 14-1　肺功能检查解读方法。 编号步骤与本章正文中的编号步骤相对应

BD. 支气管舒张试验；D_{LCO}. 一氧化碳弥散量；FEV_1. 第 1 秒用力呼气容积；FVC. 用力肺活量；MIP. 最大吸气压；MEP. 最大呼气压；TLC. 肺总量；VC. 肺活量（引自 Goldman L, Schafer AI. Goldman-Cecil Medicine. 25th ed. Philadelphia, PA: Elsevier Saunders; 2015, Figure 85-3.）

TLC 正常）被解释为阻塞性疾病（如哮喘或慢性支气管炎）。2009 年，编者发表了对这种模式的分析，首次将其命名为"非特异性类型"，并描述了其特征及与临床疾病的关系。在梅奥医院，这种类型较常见，约占所有肺功能检查的 10%。正如第 3 章第三节所述，尽管 FEV_1/FVC 值正常，但许多病例实际上与阻塞有关，包括哮喘、其他形式的气道高反应性、肥胖和慢阻肺。编者研究发现相当数量的少见病例没有气道阻塞的证据，而是由胸壁限制（包括肥胖）、肌无力、心力衰竭、癌症或肺功能检查配合不佳所致。

在肺量计测定结果和肺容积正常的情况下，D_{LCO} 单独下降被认为是由肺血管（PV）疾病引起的。肺血管疾病，如肺动脉高压的确可以出现这种肺功能表现，但相对来说并不常见。在肺呼吸力学正常的情况下，D_{LCO} 单独降低最常见的原因是肺气肿，当行 CT 检查时肺气肿并非总是轻度的。此外，相对轻度的间质性肺疾病通常表现为低 D_{LCO}，而肺容积在正常低限。

ATS/ERS 新的解读策略更改了定义阻塞或限制严重程度的阈值，但没有提供任何这样做的理由。而编者使用表 14-1 中所示的严重程度分级，它改编自早期的 ATS 标准。

表 14-1　损伤与严重程度分级

阻塞 （60/40/30）[a]	限制 （60/50/35）[b]
FEV_1/FVC ＜ LLN 和：	FEV_1/FVC ≥ LLN 和 TLC ＜ LLN 和：
FEV_1 ≥ LLN，临界	FVC ＜ LLN ～ 60%，轻度
＜ LLN ～ 60%，轻度	59% ～ 50%，中度
59% ～ 40%，中度	49% ～ 35%，重度
39% ～ 30%，重度	＜ 35%，极重度
＜ 30%，极重度	

a 括号中的数字是第 1 秒用力呼气容积实测值占预计值的百分比。
b 括号中的数字是用力肺活量实测值占预计值的百分比。
FEV_1. 第 1 秒用力呼气容积；FVC. 用力肺活量；LLN. 正常下限；TLC. 肺总量

　　与此同时，许多团队制定了慢阻肺临床指南，特别是《全球慢性阻塞性肺疾病防治倡议（GOLD）》和美国医师学会 / 美国胸科医师协会 / 美国胸科学会 / 欧洲呼吸学会。与以前的标准相比，这些标准改变了疾病严重程度分级。这种改变据说是出于提高疾病早期识别的期望，但它可能会促使昂贵药物处方的开具，对于无症状患者，他们可能会受到药物副作用的影响，但不一定像症状严重的患者那样有明显的受益。Enright 和 Pellegrino 等讨论了这些问题。

第二节　说明 101

　　总体评价：简明扼要。医务人员通常很忙，可能没有时间仔细阅读冗长的解释。他们可能会忽略冗长评论中的微妙之处。所以一定要先指出最重要的异常，随后是其他次要的异常。

　　将异常分解为简短的描述（大道至简）。最后，整合其他正常结果。例如：

　　"异常。D_{LCO} 严重下降，符合肺气肿或其他肺血管或肺实质病变特征。肺功能显示轻度阻塞，使用支气管舒张剂有所改善。肺容积、吸气流量、静息和运动血氧测定均正常"。

　　2017 年 ATS 发布了新的标准化肺功能报告模板，建议不需要报告或使用除以下肺功能数据以外的数据，包括：FEV_1、FVC 和 FEV_1/FVC 的绝对值以及它们占预计值的百分比，使用支气管舒张剂后改善的绝对值和百分比，以及 FEV_1/SVC 和用力呼气时间（FET）。其他参数，如 FEV_3、FEV_6、$FEF_{25 \sim 75}$ 和瞬时流量，没有令人信服的证据证明它们的有效性，并且会使非专业人士感到困惑。

　　图 14-1 的解读步骤来自 *Goldman-Cecil Medicine*，2015 年第 25 版。它根据 2005 年《ATS/ERS 解读标准》的图 2 改编而成。图 14-1 澄清了对几种有争议观点的处理方法，包括上述问题，并进一步扩展以涵盖一些 ATS/ERS 未解决的问题。

步骤 1

检查流量 - 容积曲线，并考虑多次操作的质量问题。回顾技术人员对患者直观的努力或表现的评价、操作质量及任何可能影响解读的特殊情况。患者是否在执行多达8次操作中至少获得3次可接受的结果，且 FVC 和 FEV_1 两者最佳值的差距在 150ml 内？如果没有，编者通常会在解读评论前加入：

"患者不能进行可接受的、可重复的操作，因此结果可能低估了真实的肺功能"。

流量 - 容积曲线提示了什么？它是否显示为正常曲线（图 14-2）？是否提示阻塞（图 14-3 所示的勺状曲线)？是否提示限制（图 14-4 所示的又高又窄、如女巫的帽子的形态），或者特殊病例（后文及图 14-5)？注意，流量 - 容积曲线出现凹陷有很大概率是正常的。儿童和青年人的流量 - 容积曲线可以凸起，而对于超过 50 ～ 60 岁的老年人，通常随着年龄的增长，曲线的凹陷程度会增加（图 14-6)。

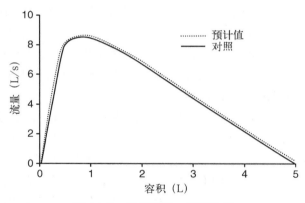

图 14-2　正常流量 - 容积曲线

步骤 2

是否 FEV_1/FVC 值降低（低于正常下限）提示阻塞（图 14-3)？如果是，遵循右侧算法（阻塞侧）。如果不是，则遵循左侧算法（限制侧）。比值正常可排除大多数阻塞模式，但 NSP 例外，它的 FVC 和 FEV_1 均降低，FEV_1/FVC 和 TLC 正常（第 3 章第五节）。在编者实验

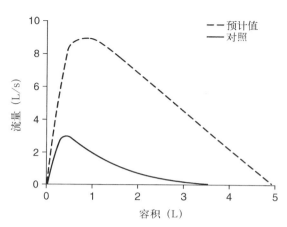

图 14-3　重度慢性阻塞性肺疾病流量 - 容积曲线

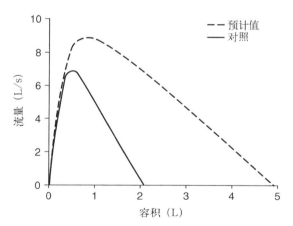

图 14-4　肺纤维化流量 - 容积曲线。注意陡峭的坡度和肺容积下降

室接受完整肺功能检查（即肺通气、肺容积和 D_{LCO} 检查）的患者中，NSP 是一种常见的模式，有 9% ～ 10% 的患者受到影响。在 NSP 患者中，超过 50% 的患者有阻塞的证据，如对支气管舒张剂有反应性（图 14-7），气道阻力增加，或有阻塞性疾病的临床证据。

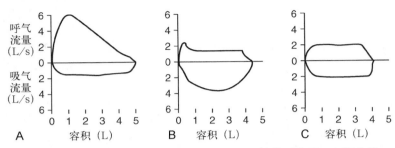

图 14-5　与主气道病变相关（隆突到口腔）的典型流量 - 容积曲线
A. 典型的胸腔外可变病变；B. 胸腔内可变病变；C. 固定病变

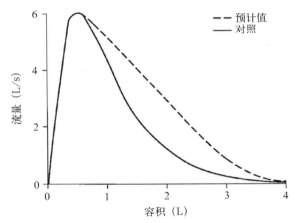

图 14-6　异常流量 - 容积曲线：第 1 秒用力呼气容积正常，但用力呼气肺活量的中间 50% 区域用力呼气流量降低。注意峰值流量是正常的，但在呼出 70% 肺活量时曲线出现明显凹陷

步骤 3

评估 FVC。如果 FVC 正常（即 > 正常下限），即为单纯的阻塞。如果 < 正常下限，可能是重叠了限制，即混合性（阻塞 - 限制性）通气功能障碍。更常见的是由于残气容积增加导致 FVC 减少，表明存在气体陷闭或胸壁限制。如果不检测 TLC，就难以区分气体陷闭和混合性通气功能障碍（尽管可以根据 X 线片做出推断）。

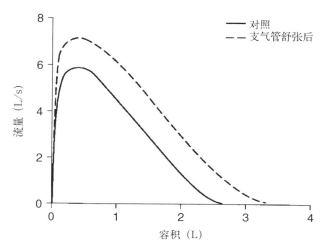

图 14-7　对照曲线显示用力肺活量(FVC)和第 1 秒用力呼气容积(FEV$_1$)轻度降低，FEV$_1$/FVC 值正常。使用支气管舒张剂后，流量 - 容积曲线（虚线）向右平行移动，FVC 和 FEV$_1$ 升高，但 FEV$_1$/FVC 值无变化。该患者有隐匿性哮喘

步骤 4

检测 TLC。

1. 如果体积描记法显示 TLC 降低，可以可靠地判断存在混合性通气功能障碍。在混合性通气功能障碍中，可以根据 FEV$_1$% 预计值对损伤的总体严重程度进行分级，可以根据 TLC% 预计值对限制性通气功能障碍严重程度进行分级。阻塞的严重程度可以通过 FEV$_1$% 预计值除以 TLC% 预计值（以分数表示）来确定。参见第 15 章中的病例 30。

2. 如果使用惰性气体稀释法或氮冲洗法测定 TLC，TLC 下降，这可能提示限制性通气功能障碍，或由于肺内气腔通气不良导致肺容积被低估，特别是对于有广泛肺气肿的患者。

3. 如果 TLC 正常，提示单纯性阻塞，其严重程度可由 FEV$_1$% 预计值判断。

4. 如果 TLC 升高，一些解读标准将其定义为肺过度充气。ATS/ERS 标准没有肺过度充气或 TLC 升高诊断肺过度充气的定义。

编者定义 TLC 增加到 125% ~ 130% 预计值为肺过度充气的临界值。另外，如果体积描记法测定 TLC 大于 150% 预计值，编者会对测量的准确性有所怀疑，并会要求技术人员重新分析快呼快吸曲线。如果快呼快吸频率过快或曲线的角度测量不正确，TLC 可能会被高估。

5. 如果 TLC 没有增加，但是 RV 高于正常上限（ULN），并且 RV/TLC 大于 ULN，一些解读将其定义为气体陷闭。ATS/ERS 标准也没有讨论这个问题。请记住，虽然气体陷闭通常是由低肺容积时气道关闭引起的，但也有可能由肌无力或者右心室附近的胸壁限制所致，这与气道疾病无关。

6. 如果没有测量肺容积，不要忽视肺通气中的 FVC 低值。它可能很重要，但很容易被忽视。编者通常会解释为："异常。轻度 / 中度 / 重度阻塞伴肺活量减少。肺活量低可能是由气体陷闭所致，但肺容积未测量，不能排除重叠限制性因素。"

有时，以前的检测结果会澄清 VC 降低的原因，如下面的例子。

"异常。轻度 / 中度 / 重度阻塞伴肺活量减少（既往检测结果证明是由于气体陷闭，并非叠加限制性功能障碍所致）。"

步骤 5

检查对支气管舒张剂的反应。根据 ATS/ERS，对支气管舒张剂反应阳性被定义为 FEV_1 或 FVC 增加 12% 且绝对值增加 200ml。编者通常会评论阳性反应是否异常强烈。对支气管舒张剂反应强烈预示着更严重和更快速的肺功能下降。专家们在一些细微的问题上存在分歧，如什么为较轻度的反应。值得注意的是，支气管舒张剂反应阳性并不一定产生 FEV_1/FVC 比值的升高。事实上，对支气管舒张剂发生阳性反应后，这一比值可能与之前相同或更低（图 14-7）。要注意是否有用力呼气时间延长（可见 FET 延长）引起的容积反应（FVC 增加而 FEV_1 不增加）。

步骤 6

阻塞严重程度分级。2005 年之前，大多数肺功能检查报告解读者根据支气管舒张前的 FEV_1% 预计值来对阻塞的严重程度进行分级。

不以 FEV_1/FVC 为基础进行分级已经达成了广泛的共识。自 2005 年以来，ATS/ERS 建议根据支气管舒张后的 FEV_1% 预计值对阻塞的严重程度进行分级。GOLD 推荐其用于慢阻肺患者的分级。Hyatt 医师认为这就像是根据治疗时的血压来对高血压的严重程度进行分级，编者同意这一观点。

阻塞严重程度分级算法：如果 FEV_1/FVC < LLN，阻塞严重程度都基于 FEV_1% 预计值进行判断，无论在支气管舒张剂使用前还是使用后（表 14-2）。

表 14-2　两种阻塞严重程度分级算法

均需 FEV_1/FVC < LLN

改编自 1986 年 ATS 残疾标准	2005 年 ATS/ERS 解读标准
FEV_1/FVC < LLN 和 FEV_1 ≥ LLN，临界	
FEV_1 60% ～ < LLN，轻度	FEV_1/FVC < LLN 和 FEV_1 > 70%，轻度
FEV_1 40% ～ 59%，中度	FEV_1 60% ～ 69%，中度
	FEV_1 50% ～ 59%，中重度
FEV_1 30% ～ 39%，重度	FEV_1 35% ～ 49%，重度
FEV_1 < 30%，极重度	FEV_1 <35%，极重度

在 GOLD 分级的基础上对慢阻肺的严重程度进行分级是可行的，但这需要除肺功能实验室为大多数患者提供的信息之外更多的临床信息。

可选步骤

如果可行，检测 MVV。

1. 多数实验室通常不检测 MVV，但编者会常规进行检测。在大多数情况下，它的改变与 FEV_1 类似。FEV_1 正常时，MVV 预期也是正常的（$FEV_1 \times 40 = MVV$ 预计值）。考虑到 MVV 的下限为 $FEV_1 \times 30$，即在阻塞性和限制性疾病中，MVV 通常大于 $FEV_1 \times 30$。

2. 如果 FEV_1 正常，但 MVV 低于正常下限，考虑以下可能性。

（1）神经肌肉无力——MVV 对神经肌肉无力判断有一定的敏感性，虽然其不像最大呼吸压力测定那样敏感和特异，最大呼吸压力测定可以作为下一步的适当测试（见第 9 章）。

（2）主气道病变——如果吸气流量减少，MVV 随着 FEV_1 下降（图 14-5A 和 C）；为此需要评估流量 - 容积曲线，包括吸气流量的评估。下一步可以通过支气管镜或喉镜对气道进行成像或直接可视化检查。

（3）患者配合欠佳——由于缺乏配合、疲劳、咳嗽或不愿尽最大努力（最好由技术员判断，因此应始终参考技术员的意见）。

步骤 7

检测 D_{LCO}。

1. D_{LCO} 是否下降？气体交换异常的患者通常 D_{LCO} 下降（如肺气肿、特发性肺纤维化、其他肺实质或血管病变或心力衰竭）。对于伴有阻塞的当前或既往吸烟者，低 D_{LCO} 最常由肺气肿引起，然而对于哮喘和一些慢性阻塞性支气管炎的病例，D_{LCO} 通常是正常的。提示可能存在肺气肿是有价值的，特别是对于当前吸烟者，他们可能会因此产生戒烟的动机并从中受益。一个典型的解读可能是："异常。严重阻塞伴肺过度充气。使用支气管舒张剂后气流改善，提示可逆性阻塞。D_{LCO} 严重降低，符合肺气肿或其他肺血管或肺实质病变特征，也可能是贫血所致。"如果患者从不吸烟，可以从解读中排除肺气肿。不同的标准设定的 D_{LCO} 下降严重程度分级的临界值是一致的。低于 LLN 为轻度，< 60% 为中度，< 40% 为重度。对于贫血患者应该根据血红蛋白的下降校正 D_{LCO}（同时显示未校正的 D_{LCO} 和用于校正的血红蛋白值）。

2. D_{LCO} 是否正常？在阻塞性疾病中，D_{LCO} 正常提示以气道病变为主，如哮喘或慢性支气管炎，而肺实质相对正常。D_{LCO} 是否增加？D_{LCO} 增加主要发生在哮喘和肥胖患者中，其他少见的情况包括：肺泡出血、红细胞增多症或左向右心内分流、心力衰竭、非静息状态和仰卧位。

步骤 8

两种限制严重程度分级算法——评估 FVC 或 VC（表 14-3）。如果 FEV_1/FVC 正常或升高，而流量 - 容积曲线没有显示其他情况，考虑限制性功能障碍可能。评估 FVC 和其他 VC 检测。如果它（或它们）下降，这可能提示限制。COPD Gene 研究者在以前称为 PRISm（保留比值的肺功能受损），这在编者实验室的患者中约占 20%。下一步是检查 TLC。如果仅能测定肺量计，进一步的评估依赖于 TLC 测量或影像学或临床评估。如果没有当前或先前的 TLC 检测结果，只能解读为肺功能符合限制性或非特异性异常。需要注意的是，在编者的实验室存在"肺功能限制"或 PRISm 的患者中，约 50%TLC 降低。另外，50% 患者 TLC 正常，被称为 NSP。

表 14-3 两种限制严重程度分级算法

均需 $FEV_1/FVC>LLN$	
改编自 1986 年 ATS 残疾标准	2005 年 ATS/ERS 解读标准
TLC 或 FVC 60% ～＜ LLN，轻度	FEV_1 70% ～＜ LLN，轻度
TLC 或 FVC 50% ～ 59%，中度	FEV_1 60% ～ 69%，中度
	FEV_1 50% ～ 59%，中重度
TLC 或 FVC 35% ～ 49%，重度	FEV_1 35% ～ 49%，重度
TLC 或 FVC ＜ 35%，极重度	FEV_1 ＜ 35%，极重度

步骤 9

评估 TLC。

1. 如果 TLC 异常下降，则为限制性病变（步骤 11）。肺功能专家多年来一直在争论是否应该根据 TLC 或 FVC 的减少来对损害严重程度进行分级，以及应该使用哪些临界值。2005 年 ATS/ERS 解读标准推荐使用 FEV_1，但没有提供任何解释或理由。其推荐的临界值为：

LLN、70%、60%、50%、35%，分别对应轻度、中度、中重度、重度和极重度。在编者的实验室，仍然基于 1986 年 ATS 残疾标准对 FVC 或 TLC 进行分级，轻度、中度、重度和极重度的临界值分别为 LLN、60%、50%、35%。

2. 如果 FVC 减少，而 TLC 正常，则为非限制性病变（步骤 10）。编者称其为 NSP。尽管 NSP 很常见，但直到 2009 年这种类型才被命名。在 2005 年 ATS/ERS 解读标准中，它被定义为阻塞，但缺乏解释依据。在对 NSP 的描述中，编者注意到，尽管 FEV_1/FVC 正常，通常 NSP（＞50%）与阻塞相关。但相当一部分人（30% ～ 50%）有胸壁受限（特别是肥胖）、肌无力、癌症、心力衰竭或配合欠佳的证据。这种类型在 3 ～ 5 年的随访中表现相当稳定。当编者发现 NSP 时，会常规检测气道阻力（步骤 10）。如果气道阻力升高（在约一半时间里），则提示阻塞性疾病。如果气道阻力正常，提示胸壁受限、肌无力或配合欠佳（步骤 13）。

3. 如果 TLC% 预计值降低（步骤 11），且 FVC% 预计值降低更明显，这可能是一个复杂性限制性病例，它被定义为 TLC ＜ LLN 且 TLC% 预计值与 FVC% 预计值的差值 ≥ 10%。例如，患者的 TLC% 预计值为 68%，FVC% 预计值为 38%。它可以解读为轻度限制或重度限制，甚至轻到重度限制！这一困境促使了对复杂性限制性疾病的研究（第 3 章第八节）。这些病例约占所有限制性病例的 1/3，占全部肺功能检查病例的 4%。导致这种异常的"其他因素"可能是肌无力、胸壁受限（包括肥胖）、配合欠佳或隐匿性阻塞（表 12-1；第 9 章第四节）。在许多情况下，胸部影像检查、测量最大呼吸压力或其他临床评估是有益的。

步骤 12

检查 D_{LCO}。如果限制性通气功能障碍患者的 D_{LCO} 异常，提示可能是肺实质限制，如特发性肺纤维化或石棉沉着病。此时，D_{LCO} 下降的程度通常与限制的严重程度相关，有时甚至更糟。如果 D_{LCO} 相对保留，甚至正常，则表明这种限制可能是由胸壁受限引起的（步骤 13），而非肺实质异常。此时测量最大呼吸压力可以区分肌无力或其他原因引起的胸壁受限。临床病史和影像学检查往往具有提示作用。对健康的肺进行肺组织切除通常导致 D_{LCO} 相对下降。

步骤 14

肺功能正常。如果 FEV_1/FVC、FVC、FEV_1 均正常，称为肺功能正常（通常忽略 $FEF_{25 \sim 75}$，它可能会降低，特别是对于老年患者）。对于流量 - 容积曲线异常需要进行分析（图 14-5）。如果 TLC 下降，考虑为轻度限制性障碍。

步骤 15

检查 D_{LCO}。如果肺功能和肺容积正常，但 D_{LCO} 减少，则定义为孤立性 D_{LCO} 下降。根据 2005 年 ATS/ERS 解读标准，它提示肺血管疾病。事实上，D_{LCO} 下降更多是由肺气肿、间质肺疾病或两者的结合［肺气肿合并肺纤维化（CPFE）］引起的。肺血管疾病如硬皮病、原发性或继发性肺动脉高压、复发性栓塞和血管炎是较少见的原因。值得注意的是，虽然在肺动脉高压中 D_{LCO} 可能降低，但它对肺动脉高压并不敏感。化疗药物也能导致 D_{LCO} 下降，且 D_{LCO} 检查常被用于监测化疗造成的肺部不良反应。

分析其他可用的检测结果。它们应当证实您之前做出的解读，且符合表 12-1 中的模式。

有趣的流量 - 容积曲线

流量 - 容积曲线可能由于多种原因导致异常，包括几种正常变异和一些明显的临床异常。当多次进行用力最大呼气时，大多数人的流量 - 容积曲线是可重复的。正常流量 - 容积曲线大致为三角形，但有些人的流量 - 容积曲线上有明显的凸起。它们大多数位于曲线上方 1/4 ~ 1/2 区域。凸起通常代表气流限制点从气管移行到主支气管乃至更小的气道。部分患者，尤其是肺功能正常的青年或青少年，有明显的气管平台（图 2-6H 和病例 1、病例 38），这意味着在肺容积内，气管的流量受限，而此时周围气道的流量通常更加受限。因此，气管平台是周围气道健康的标志。还有一种正常变异是流量-容积曲线呈凸形，这是儿童曲线的典型特征，但在成人中可能是肌无力或配合欠佳的表现（图 2-6D）。

有些操作误差可以从流量 - 容积曲线中识别出来，如起始缓慢、爆发力差、咳嗽或第 1 秒呼气中断和早期终止用力（图 2-6）。

最后，可以通过流量 - 容积曲线来识别各种异常，特别是在比较吸气和呼气曲线时。其中包括以下几点。

流量 - 容积曲线上的平台可能表明中央气道阻塞。上气道或胸外（即胸廓上口以上）病变对吸气的影响大于呼气（图 14-5A）。胸廓内（即胸廓上口以下）病变对呼气的影响大于吸气（图 14-5B）。固定的中央阻塞性病变（如气管缩窄或狭窄）均等地限制吸气和呼气流量（图 14-5C）。

锯齿波异常通常影响流量 - 容积曲线上流量较高的区域。它的波动频率比咳嗽要高。它提示上呼吸道有多余的组织，并与阻塞性睡眠呼吸暂停的风险增加有关（第 15 章，病例 13）。

乙酰甲胆碱激发试验

乙酰甲胆碱达到阈值浓度或剂量后，如果 FEV_1 下降 20% 或更大，则为阳性。以前阈值浓度是 25mg/ml，但有很多标准建议降低阈值（低至 4mg/ml 或 8mg/ml）以增加检测的特异性。计算剂量需要了解喷雾器的输出量及一些有关潮式呼吸模式和气溶胶沉积的假设。这些假设的真实性是未知的，所以编者的实验室继续使用基于浓度报告结果。

临床诊断哮喘所需的要素包括：①气道高反应性的证据；②阻塞随时间变异；③呼吸道炎症迹象。因此，一如既往，实验室检查结果应该基于疾病预测概率在临床环境中进行解读。

最大呼吸压力（"最新评测"）

最大呼吸压力用于评估呼吸肌肉力量。如果降低，则提示肌无力或配合欠佳。吸气压力主要来自膈肌做功。四肢瘫痪患者的呼气压力降低，而吸气压力相对保持不变。横膈麻痹则正好相反（更详细的讨论见第 9 章）。

肥胖

肥胖通常对肺功能的影响轻微。最常见的异常是补呼气容积(ERV，FRC 和 RV 之间的差异）减少。对于一些非常肥胖的患者胸壁阻抗的增加可能导致胸壁受限。平均而言，一个体重指数为 35kg/m^2 的人与一个体重指数为 25kg/m^2 的人相比，FVC 减少 5% ～ 10%，这通常不会被解释为超出正常范围。TLC 的下降程度通常不及 FVC。肥胖的人在呼吸靠近 RV 时可能会出现喘息，有的学者称其为假性哮喘。D_{LCO} 通常正常或增加。肥胖对肺功能的其他影响在第 12 章第九节和表 12-1 中进行讨论。

（蒋思敏　陈亚红　译　伍　蕊　校）

第 15 章

典 型 病 例

第 一 节 导 言

　　本章介绍的病例阐释了前面各章节中呈现的许多要点。有一些病例虽不常见，但却是肺功能室经常能遇到的。大多数病例要首先进行流量 - 容积曲线测定，初步明确是阻塞性通气功能障碍还是限制性通气功能障碍，或是一些其他异常。接下来，根据第 1 秒用力呼气容积占用力肺活量的百分比（简称一秒率，FEV_1/FVC）来进一步区分是阻塞性还是限制性通气功能障碍。最后，回顾其他数据以确定它们是否支持或改变最初的印象，并提供进一步的细节。通常，每个病例后面会提出几个问题。在阅读答案和讨论之前，应该自行尝试回答问题。在表中，正常值、实测值及其占预计值的百分比均已被列出。超出正常范围的异常值用星号（*）标识。在病例讨论后提供问题的答案。除非另外说明，以及第 14 章，第 120 ～ 122 页所讨论的建议外，这些答案主要参照的是 2005 年美国胸科学会 / 欧洲呼吸学会的建议。全部病例列在第 230 ～ 231 页。

病例 1　非吸烟者流量 – 容积曲线的正常变异

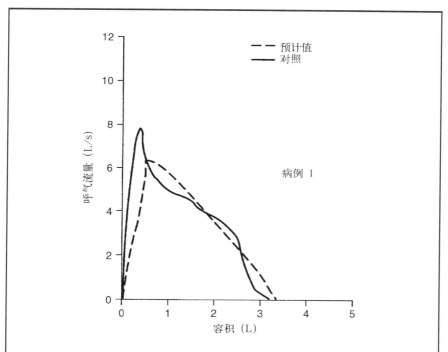

36岁 女性 体重 183 lb (83 kg) 身高 64 in. (162 cm)　BMI 31.6 kg/m²				
	预计值	实测值	实测值占预计值百分比（%）	支气管舒张后
肺通气				
FVC (L)	3.69	3.27	89	3.36
FEV₁ (L)	3.10	2.93	94	2.93
FEV₁/FVC (%)	84	89		
FEF₂₅~₇₅ (L/s)	3.1	4.0	131	
MVV (L/min)	113	121	106	
肺容积				
TLC (L)	5.04	4.62	92	
RV/TLC (%)	27	21	78	
D_LCO[ml/(min · mmHg)]	24	24	100	

问题

1. 患者有通气功能受限吗?

2. 实测值是否支持你的判断?

3. 流量 - 容积曲线的形态是否正常?

答案

1. 患者没有通气功能受限。

2. 实测值均正常。

3. 在大部分肺活量中,流量以相对渐进、稳定的方式减少。多数时,患者的呼气流量呈相对稳定地进行性下降,但在 2.4L 呼气容积时,对应的曲线位置出现了一个拐点,之后,流量迅速下降。这种曲线图形并非由大气道病变导致的,而是一种常见于年轻不吸烟者的正常变异,尤其多见于女性受试者。这位患者从不吸烟。这种曲线形状是由于肺容积减小,流量限制点移动到外周而产生的。拐点表示流量限制点移动到主干支气管时的肺容积,然后随着肺容积的减少而进一步向外周支气管移动。这就是所谓的气管平台。这是外周气道正常的标志(见图 2-6H)。

解释:"正常肺量计、肺容积和 D_{LCO} 结果,支气管舒张试验阴性。流量 - 容积曲线的形状是正常变异所致。"

病例 2 典型的肺气肿

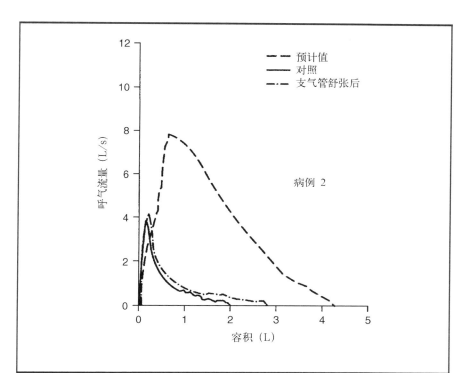

71 岁 男性 体重 195 lb (88 kg) 身高 69 in. (175 cm) BMI 28.7 kg/m²				
	预计值	实测值	实测值占预计值 百分比（%）	支气管舒张后
肺通气				
FVC (L)	4.29	1.94*	45	2.76
FEV₁ (L)	3.29	1.03*	31	1.25
FEV₁/FVC (%)	77	53*		
FEF$_{25~75}$ (L/s)	2.8	0.4*	15	0.5
MVV (L/min)	125	51*	41	
肺容积				
TLC (L)	6.61	9.37*	142	
RV/TLC (%)	35	75*	214	
D$_{LCO}$[ml/(min·mmHg)]	25	10*	40	

问题

该患者吸烟 74 包 - 年，至今仍在吸烟。主诉轻微体力活动后出现进行性呼吸困难和喘息。他的父母都患有与吸烟相关的肺气肿，他的父亲死于肺癌。

1. 怎么解释这个测试结果？

2. 你能陈述一下患者的基础肺病吗？

3. D_{LCO} 的测定结果提示了什么？

答案

1. 患者存在以阻塞性为基础的严重通气功能受限。肺总量（TLC）的增加提示肺的过度充气。残气容积与肺总量比值（RV/TLC）的增加提示气体陷闭，这种气体陷闭在过度充气时经常可以出现。过度充气不太常见，并不总是出现在气体陷闭的患者中。应用支气管舒张剂后，随着气体陷闭的大量减少，流量增加。

2. 如果只有肺通气测定结果，可能得到的结论是"患者在阻塞性的基础上存在严重的通气功能受限，但如果不测量肺总量，就不能排除轻度限制性通气功能障碍。"当然，如果胸部 X 线片显示肺过度充气，则几乎可以认定为阻塞性疾病。

3. 这个病例，肺过度充气和阻塞同时存在，低 D_{LCO} 与肺气肿是一致的。CT 检查将证实这一点。在病例 20 中，TLC 非常低，流量 - 容积曲线的斜率很陡峭，低 D_{LCO} 可能反映了间质性疾病的存在。通常，对低 D_{LCO} 的合理解释是"低 D_{LCO} 提示肺实质或血管异常"。

解释："异常肺功能。极重度阻塞，应用支气管舒张剂后流量增加。肺容积结果显示过度充气。中到重度 D_{LCO} 的下降与肺气肿或其他肺实质、肺血管问题或贫血特征一致。"

病例 3　重度慢性阻塞性肺疾病合并 D_{LCO} 下降

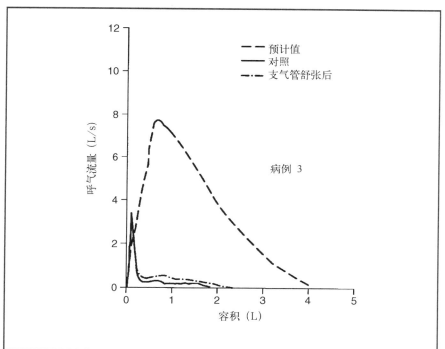

69 岁 男性 体重 143 lb (65 kg) 身高 68 in. (173 cm)　BMI 21.7 kg/m²			
	预计值	实测值	实测值占预计值百分比 (%)	支气管舒张后
肺通气				
FVC (L)	4.11	1.73*	42	2.30*
FEV₁ (L)	3.18	0.48*	15	0.63*
FEV₁/FVC (%)	77	28*		
FEF₂₅~₇₅ (L/s)	2.8	0.2*	8	0.3*
MVV (L/min)	124	24*	19	
肺容积				
TLC (L)	6.39	7.62	119	
RV/TLC (%)	36	71*	197	
D_{LCO}[ml/(min · mmHg)]	25	12*	47	

问题

1. 怎么解释这个测试结果？

2. 请预测患者最大通气量（MVV）是多少？

答案

1. 这是一个极重度阻塞性疾病的典型病例，患者伴有极重度阻塞、气体陷闭和 D_{LCO} 中度减低。应用支气管舒张剂的容量反应指的是 FEV_1 增加小于 200ml，但肺活量增加，且不只是因为呼气时间延长。D_{LCO} 减低提示存在解剖性肺气肿。流量 - 容积曲线出现平台是典型的重度慢性阻塞性肺疾病的特征，不应被误认为是胸腔内可变病变。

2. MVV 预计为 40×0.48（FEV_1）= 19L/min（见第 2 章第九节），实测值为 24L/min。这种差异并不意味着 FEV_1 测量是错误的，但提示了预测方程的局限性和 MVV 与 FEV_1 之间关系的变异性。令人感兴趣的是，在同一天进行的一项运动试验中，患者实现了 36L/min 的通气量。因此，从 FEV_1 或者 MVV 预测运动期间的最大通气量可能不准确。

解释："异常肺功能。极重度阻塞伴有气体陷闭和 D_{LCO} 中度下降。应用支气管舒张剂后肺活量增加表明气体陷闭减少"。

病例4 典型的慢性支气管炎

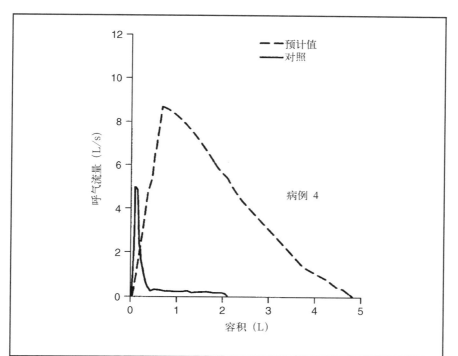

67 岁 男性 体重189 lb (86 kg) 身高71 in. (180 cm) BMI 26.5 kg/m²			
	预计值	实测值	实测值占预计值百分比 (%)	支气管舒张后
肺通气				
FVC (L)	4.79	2.06*	43	2.67
FEV$_1$ (L)	3.67	0.56*	15	0.75
FEV$_1$/FVC (%)	77	27*		
FEF$_{25~75}$ (L/s)	31	0.2*	6	
MVV (L/min)	136	29*	21	
肺容积				
TLC (L)	7.02	8.64*	123	
RV/TLC (%)	32	69*	216	
D$_{LCO}$[ml/(min·mmHg)]	27	21	79	

问题

患者 67 岁，吸烟 59 包 - 年，现在每天仍吸 10 支烟。主诉平地步行有气促 5 年，其呼吸困难常伴有喘息，且进行性加重，以至于他现在走不到一个街区就要停下来休息。

1. 如何描述患者流量 - 容积曲线？

2. 测试结果支持你的判断吗？（为了清晰，没有显示出应用支气管舒张剂后的流量 - 容积曲线，但它确实显示了更高的流量和容积）

答案

1. 流量明显减少，曲线是典型的阻塞性改变。因此，"继发于气道阻塞的严重通气受限"是正确的。

2. TLC 和 RV 的增加与肺活量范围内 FEV_1 和流量显著降低的解释是一致的。D_{LCO} 处于正常范围低值，不支持明显的解剖性肺气肿。这是一例很好的慢性支气管炎的范例，该患者对支气管舒张剂有反应，且伴有运动时氧合下降。未显示血氧结果，静息血氧饱和度为 94%，在轻度运动时氧饱和度下降到 86%。

解释："异常肺功能。极重度阻塞伴有气体陷闭和临界的支气管舒张剂反应。D_{LCO} 处于正常范围低值。静息血氧饱和度测定是正常的，但在运动过程中血氧饱和度下降。"

病例 5 淋巴管肌瘤病的严重阻塞

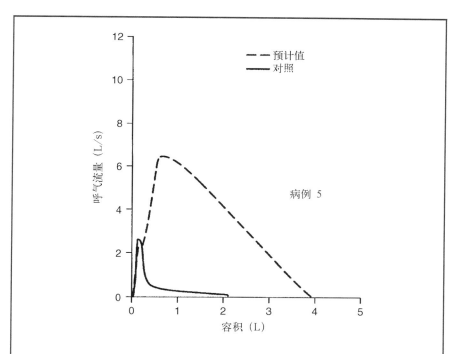

29岁 女性 体重110 lb (50 kg) 身高65 in. (165 cm) BMI 18.4 kg/m²				
	预计值	实测值	实测值占预计值百分比（%）	支气管舒张后
肺通气				
FVC (L)	3.93	2.39*	61	2.86
FEV₁ (L)	3.34	0.62*	19	0.67
FEV₁/FVC (%)	85	26*		
FEF₂₅~₇₅ (L/s)	3.4	0.2*	6	0.2
MVV (L/min)	119	28*	23	
肺容积				
TLC (L)	5.18	6.63	128	
RV/TLC (%)	24	59*	246	
D_{LCO}[ml/(min·mmHg)]	25	7*	28	

问题

该青年女性不吸烟，无哮喘病史。

1. 如何根据流量 - 容积曲线对其气流受限进行分级评估？

2. 肺量计测定结果支持你的判断吗？（应用支气管舒张剂后的曲线没有显示，因为它无法与对照曲线区分）

3. 患者肺容积和 D_{LCO} 相符吗？

4. 这个病例有什么异常之处？

答案

1. 该患者流量 - 容积曲线显示阻塞性病变导致重度通气功能障碍。曲线的形状符合阻塞性通气功能障碍的特征。

2. 肺功能检查结果符合极重度阻塞性通气功能障碍特征。

3. 高于正常的 TLC 和 D_{LCO} 的下降也与严重阻塞一致。低 D_{LCO} 提示肺实质异常，如肺气肿。

4. 该患者不吸烟，且无哮喘史。在这样一个年轻人身上出现这种程度的阻塞是不正常的。一种可能的情况是 α_1 抗胰蛋白酶缺乏，但血液测试结果正常。开胸肺活检发现患者有淋巴管肌瘤病。这是一种罕见的疾病，在整个肺的支气管周围、血管周围和淋巴道周围区域，平滑肌呈现不典型增生。肺部浸润在胸部 X 线片上表现明显（α_1 抗胰蛋白酶缺乏症不出现这样的表现），导致 D_{LCO} 的下降。

解释："异常肺功能。非常严重的阻塞性通气功能障碍伴有气体陷闭，对支气管舒张剂没有反应。D_{LCO} 的严重降低与肺血管或实质病变特征一致"。

病例 6 肺气肿，α_1 抗胰蛋白酶缺乏

62岁 女性 体重90 lb (40 kg) 身高63 in. (160 cm) BMI 15.6 kg/m²				
	预计值	实测值	实测值占预计值百分比 (%)	支气管舒张后
肺通气				
FVC (L)	2.6	1.95*	75	1.95
FEV$_1$ (L)	1.9	0.35*	18	0.35
FEV$_1$/FVC (%)	74	18*		
FEF$_{25\sim75}$ (L/s)	2.9	0.3*	10	
MVV (L/min)	62	16*	25	
肺容积				
TLC (L)	4.6	5.5	120	
RV/TLC (%)	43	66*	153	
D$_{LCO}$[ml/(min·mmHg)]	22	8*	36	

问题

这位 62 岁的女性患者，主诉体重减轻、便血、精神紧张和劳累性呼吸困难。她注意到在流感恢复后出现了呼吸困难。她从未吸烟，没有呼吸疾病家族史。胸部 X 线片显示双下肺纹理减少。用氮冲洗法测定的 TLC 比体描箱测定的 TLC 少 1L。

1. 如何描述这些数据？

2. 你会再给患者做额外的检查吗？

答案

1. 检查结果与严重气道阻塞伴过度充气特征一致，但呼吸困难不是其主要主诉。胸部 X 线和弥散量降低提示存在异常肺底分布的肺气肿。

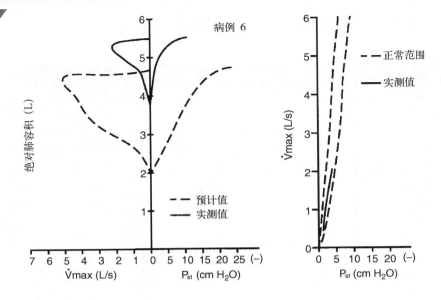

2. α_1 抗胰蛋白酶测试揭示了非常低的酶水平，她是 Z 基因的纯合子。进行了特别的肺力学检查，结果提示肺回缩力严重下降伴过度充气。最大流量静态回缩（MFSR）曲线在正常范围内，与单纯肺气肿一致。C_{Lstat} 增加（0.389 L/cm H_2O），而 C_{Ldyn} 降低（0.132 L/cmH_2O）（第 7 章第二节）。气道阻力增加到 6.2cmH_2O/（L·s）。

解释："极重度阻塞性通气功能障碍伴气体陷闭，支气管舒张剂反应阴性，D_{LCO} 严重减少与肺实质或血管病变特征一致。MFSR 曲线在正常范围内，表明肺实质回缩力的下降是气道阻塞的原因。"

病例 7 慢性支气管炎

56岁男性 体重162 lb (73.6 kg) 身高66 in. (168 cm) BMI 26.1 kg/m²				
	预计值	实测值	实测值占预计值百分比 (%)	支气管舒张后
肺通气				
FVC (L)	3.3	4.67	141	4.67
FEV_1 (L)	2.4	1.72*	72	2.02
FEV_1/FVC (%)	73	37*		
$FEF_{25~75}$ (L/s)	3.4	0.7*	21	
MVV (L/min)	103	79*	79	
肺容积				
TLC (L)	5.7	8.1*	142	
RV/TLC (%)	42	42	101	
D_{LCO}[ml/(min · mmHg)]	27	26	96	

问题

患者，男性，56 岁，有进行性劳累性呼吸困难 4 年，晨起咳嗽，偶发喘息。他有 30 年吸烟史。可闻及吸气和呼气相喘鸣及干啰音。胸部 X 线片正常。静息时动脉血气测得血氧饱和度 93%，PaO_2 64mmHg，$PaCO_2$ 33mmHg，pH 7.52。

1. 如何对这些数据进行分类？

2. 你对这些数据有什么考虑吗？

3. 还有其他你想要的数据吗？

答案

1. 轻度气道阻塞伴支气管舒张试验阳性（17%，300ml）。正常的 D_{LCO} 与广泛的肺气肿不相符。同样，虽然他的肺容积很大，但正常的 RV/TLC 值表明没有气体陷闭，也不太可能发生肺气肿。

2. 动脉血气检查提示患者存在过度通气（低 $PaCO_2$ 和 pH 增加）。

3. 为了排除肺气肿，进行了肺力学测定（见下文）。注意尽管存在过度充气，但肺回缩力正常，MFSR 曲线在正常范围的右侧，表明气道疾病（慢性支气管炎）是呼气流量降低的原因。肺阻力（Rpulm）增高 [5.0cmH$_2$O/（L·s）]，C$_{Lstat}$ 正常（0.250L/cm H$_2$O），而 C$_{Ldyn}$ 降低（0.133L/cmH$_2$O）。

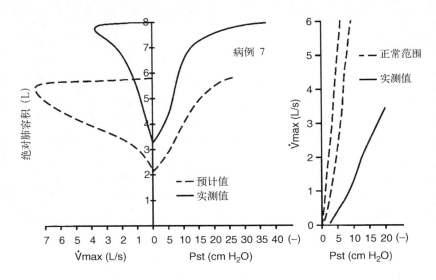

解释："异常肺功能。轻度阻塞性通气功能障碍，应用支气管舒张剂后流量改善，肺容积大，但没有气体陷闭，D$_{LCO}$ 正常。MFSR 曲线向右移动，表明气道疾病占主导地位。"

病例 8　淋巴管肌瘤病

36岁 女性 体重211 lb (95.5 kg)　身高63 in. (160 cm)　BMI 37.3 kg/m²			
	预计值	实测值	实测值占预计值 百分比（%）
肺通气			
FVC (L)	3.57	1.90*	53
FEV_1 (L)	3.02	0.72*	24
FEV_1/FVC (%)	85	38*	
$FEF_{25~75}$ (L/s)	3.1	0.8*	26
MVV (L/min)	100	58*	58
肺容积			
TLC (L)	5.20	4.91	94
RV/TLC (%)	30	61*	
D_{LCO}[ml/(min・mmHg)]	24	11*	46

问题

患者，女性，36 岁，主诉进行性气促 6 年。她不吸烟，没有哮喘病史及肺病家族史。胸部 X 线片显示弥漫性间质浸润。支气管舒张试验阴性。

1. 根据以上数据，你的判断是什么？

2. 这些数据有无异常之处？

3. 应进一步增加哪些检查？

答案

1. 这是一个令人费解的病例。流量 - 容积曲线的轮廓、极低的 FEV_1、FEV_1/FVC 值下降和 RV/TLC 的增加都反映了阻塞性通气功能障碍的特征。然而，TLC 并没有增加，与阻塞的程度不匹配，属于不正常现象。低 D_{LCO} 和胸部 X 线片提示可能是肺实质病变。

2. 进行肺力学测试。肺阻力增加了 3 倍，而 C_{Lstat} 减少到预计值的 56%，C_{Ldyn} 减少到预计值的 30%。图形数据提示无肺过度充气，最大呼气流量降低及相对正常的肺回缩力曲线。MFSR 曲线结果与广泛的气道疾病特征一致。

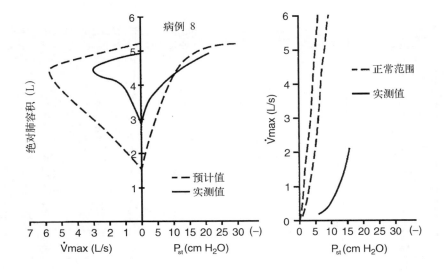

病例 8

3.肺活检诊断为淋巴管肌瘤病。这个病例尽管存在严重的气道阻塞，TLC 或 C_{Lstat} 没有增加是一种非常异常的情况。这种异常情况，常见于淋巴管肌瘤病（病例 5）。

解释："异常肺功能。极重度阻塞性通气功能障碍，伴气体陷闭和中度 D_{LCO} 减少。MFSR 曲线向右移动，表明气道疾病占主导地位。"

病例 9　固定性大气道病变：肉芽种性多血管炎

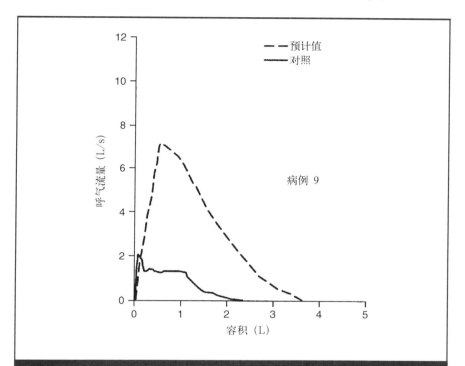

76 岁 男性 体重 170 lb (77 kg) 身高 66 in. (168 cm)　BMI 27.3 kg/m²			
肺通气	预计值	实测值	实测值占预计值 百分比（%）
FVC (L)	3.69	2.44*	66
FEV$_1$ (L)	2.83	1.33*	47
FEV$_1$/FVC (%)	77	55*	
FEF$_{25\sim75}$ (L/s)	2.6	0.7*	
MVV (L/min)	112	30*	27

问题

1. 请估计限制的程度如何？

2. 通气受限的原因是什么？

3. 检查数据有什么异常吗？

4. 流量 - 容积曲线有什么异常吗？

5. 需要给患者进一步做哪些检查?

答案

1. 患者有中重度的呼气流量受限。

2. 基于检查数据,患者是阻塞性通气功能障碍。

3. MVV 下降至其预计值的 27%,低于估算值,FEV_1 下降至其预计值 47%。在编者的实验室,如果 MVV 小于 $30 \times FEV_1$,一般解释如下:①肌无力;②中央气道阻塞;③患者配合不佳。这个病例,技术人员注意到患者已经做了最大努力的配合。

4. 流量 - 容积曲线显示存在流量平台,即在流量超过 FVC 的 50% 时,出现约 1.3L/s 的流量平台。这是典型中央气道病变的图形。

5. 有必要做吸气流量 - 容积环测定。呼气曲线和相应的吸气环用实线在下图中呈现。如果吸气流量不成比例地减少,通常在肺活量的中点进行比较,这提示存在可变的胸外(上气道)阻塞。这个病例,患者呼气流量较低,表明流量限制点在胸内。

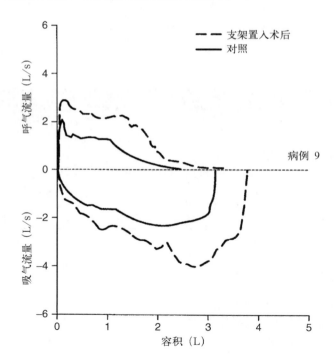

　　患者被诊断为肉芽肿性多血管炎（以前称为韦格纳肉芽肿病）。支气管镜检查显示患者主支气管和一些段支气管均变窄，导致流量 - 容积曲线的特征性异常。患者接受了全身麻醉下气管镜治疗，行左主干支气管和中段支气管扩张术，均放入支架。右主支气管也进行扩张术。上图中的虚线表示的流量 - 容积曲线是患者经过气管镜治疗 1 个月后复查的，虽然流量还没有达到正常，但已有很大程度的改善。

　　解释："异常肺功能。中度阻塞伴肺活量减少。如果不测量肺容积，就不能排除限制性病变。MVV 的减少是上气道阻塞或肌无力或患者配合不佳导致的。吸气流量相对正常，表明气流限制主要是胸内（下气道）病变主导的。"

病例 10 可变的胸腔内大气道病变，VC 显著大于 FVC

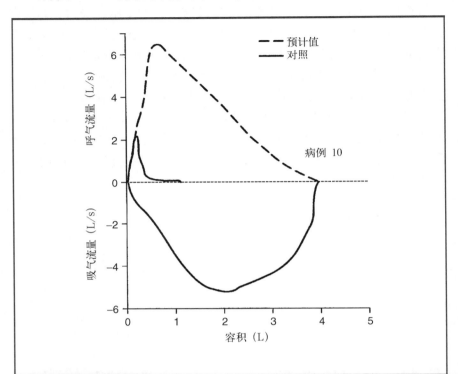

43岁女性 体重134 lb (61 kg) 身高66 in. (168 cm) BMI 21.6 kg/m²			
	预计值	实测值	实测值占预计值百分比（%）
肺通气			
FVC (L)	3.71	1.22*	33
FEV$_1$ (L)	3.05	0.51*	17
FEV$_1$/FVC (%)	82	42*	
FEF$_{25~75}$ (L/s)	2.8	0.1*	
MVV (L/min)	111	40*	36
肺容积			
TLC (L)	5.34	6.07	114
RV/TLC (%)	31	32	103
D$_{LCO}$[ml/(min·mmHg)]	24	23	96

问题

吸气环路是缓慢呼气至 RV 后获得的。这种缓慢的肺活量被用来计算 RV/TLC 值。患者，女性，43 岁，有 16 包 - 年吸烟史，检查前 3 周疑有病毒感染，之后出现胸部不适，气促伴喘息。

1. 患者流量 - 容积曲线的哪些特性是异常的？

2. 患者肺功能数据特点是异常的吗？

3. 患者的问题可能是什么？

4. 下一步拟定的检查是什么？

答案

1. 流量 - 容积曲线出现下列显著特点。

（1）呼气流量和容积的显著减少，而吸气流量及容积正常，表明存在胸腔内可变病变。

（2）呼气肺活量（1.2L）与吸气肺活量（4.0L）有显著差异。

2. 患者肺功能表现为典型的严重阻塞性通气功能障碍。一个异常的发现是在这种程度的阻塞下，D_{LCO} 是正常的，说明没有肺气肿。

3. 这种程度阻塞的突然出现及吸气与呼气流量和容积的显著差异，表明患者存在大气道病变。

4. 需要进行的检查是胸部影像学检查，如标准胸部 X 线片或肺

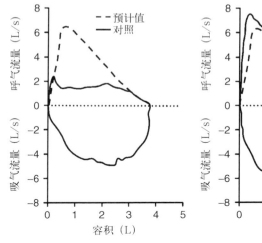

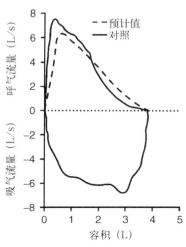

CT，然后是支气管镜检查。患者胸部 X 线片异常，显示肺门增大。支气管镜检查显示鳞状细胞癌，较大的肿块几乎阻塞了胸内气管（A）。用激光治疗；症状和接下来第二次流量 - 容积曲线得到改善（B）。随后的胸部放射治疗和化学治疗致肿瘤消失，第三次肺活量测定正常，包括吸气流量。

解释："异常肺功能：极重度阻塞和呼气肺活量显著减低，伴正常肺容积和 D_{LCO}。正常吸气流量和吸气肺活量，伴明显降低的呼气肺活量和流量，表明存在胸腔内（中央气道）梗阻。"

（伍　蕊　译　廖程程　陈亚红　校）

病例 11　大气道病变 – 胸腔外可变病变

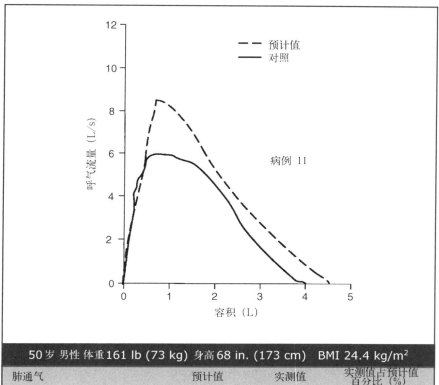

50岁 男性 体重161 lb (73 kg) 身高68 in. (173 cm)　BMI 24.4 kg/m²			
肺通气	预计值	实测值	实测值占预计值百分比（%）
FVC (L)	4.61	4.02	87
FEV$_1$ (L)	3.69	3.23	88
FEV$_1$/FVC (%)	80	80	
FEF$_{25\sim75}$ (L/s)	3.4	3.0	88
MVV (L/min)	150	46*	31

问题

患者主诉为爬楼梯时呼吸困难，不吸烟，心脏检查结果阴性，听诊发现呼吸音减低。19 年前患有延髓型脊髓灰质炎，完全康复。给予患者支气管舒张剂治疗，无临床改善。

1. 如何解释？

2. 是否需要其他检查？

答案

1. 流量 - 容积曲线和肺通气结果正常。然而，MVV 明显降低，这可能反映大气道病变、神经肌肉疾病或者患者没有尽最大努力。

2. 技师认为患者在 MVV 测定上做了最大努力，因此应该再做吸气流量 - 容积曲线或者最大呼吸压力测定，或者两者都做。前者完成（如下图），提示患者存在严重的胸腔外可变（上气道）气道阻塞，并且吸气流量小于 1L/s。耳鼻喉科检查发现，右侧声带完全麻痹，左侧声带部分麻痹，导致吸气时孔口样缩窄。

对诊断有提示的线索是患者良好的努力下仍有不能解释的 MVV 降低。基于 FEV_1 数值，MVV 应 > 97L/min（3.23×30）。因此，MVV 显著降低。如果吸气流量 - 容积曲线正常，应该检测最大呼吸压力。

解释："异常。MVV 严重降低，与 FEV_1 不匹配。除此之外，肺通气正常。吸气流量严重降低，与胸腔外可变（上气道）气道阻塞相符合。"

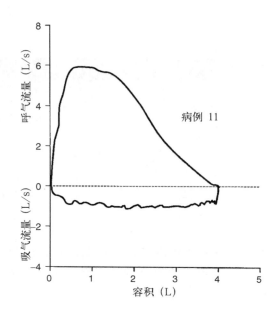

病例 12 固定大气道占位 – 修复

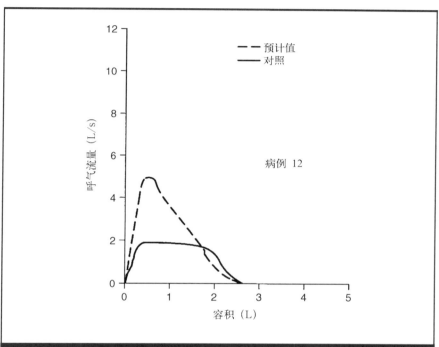

肺通气	预计值	实测值	实测值占预计值 百分比 (%)	支气管舒张后
FVC (L)	2.60	2.76	106	2.70
FEV$_1$ (L)	2.13	1.84	86	1.85
FEV$_1$/FVC (%)	82	67	82	69
FEF$_{25\sim75}$ (L/s)	2.2	2	91	
MVV (L/min)	87	27*	31	

64 岁女性 体重 142 lb (64 kg) 身高 60 in. (152 cm) BMI 27.7 kg/m²

问题

患者从不吸烟，主诉活动后气促 5 年余，进行性加重，经常呼吸有声音。

初步诊断是什么？下一步应进行什么检查？

答案

病史、流量-容积曲线的形状和孤立的 MVV 降低，提示"大气道病变"。应进一步获得流量-容积曲线（包括吸气流量），如下图显示。

患者有特发性声门下狭窄，导致固定的大气道病变模式。外科手术解除狭窄，术后的流量-容积曲线恢复正常。

解释："异常。MVV 显著降低。尽管肺通气指标中其他数值结果都正常，但是最大呼气、吸气流量以相似的方式降低，与固定的气道阻塞相符合。"

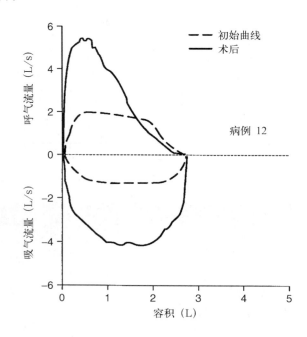

病例 12

病例 13 锯齿异常

62岁 身高188.5 cm (74 in.) 体重124.5 kg (275 lb) BMI 35.0 kg/m²						
	预计值	正常值	实测值	实测值占预计值的比（%）	支气管舒张后	改善率
肺通气						
FVC (L)	5.53	4.69	5.08	92	5.53	+9
FEV$_1$ (L)	4.21	3.53	4.12	98	4.11	0
FEV$_1$/FVC (%)	76.2	67.0	81.2		74.3	−9
D$_{LCO}$[ml/(min·mmHg)]	29.7	21.7	29.8	100		

问题

患者，男性，62 岁，体重指数（BMI）35kg/m²。打鼾，冠心病稳定期。

1. 如何解释患者肺功能检查结果？

2. 是否存在异常表现？

3. 是否有意义？

答案

1. 肺通气指标的数值和 D_{LCO} 正常。

2. 流量 - 容积曲线呈"锯齿形"。

3. 这种锯齿形的、具有较咳嗽发生时更高频率的振幅的形式，被认为由上气道冗余的组织振动所致。这种形式见于打鼾的人群。在具有这种流量 - 容积曲线的患者中，睡眠呼吸暂停发生率是不具备这种流量 - 容积曲线的人群的 2 倍。对于临床医师而言，这是值得注意的信息，若临床情况适宜，患者可能需要转诊睡眠咨询。

解释："异常。肺通气数值结果和 D_{LCO} 正常，对支气管舒张剂无反应。然而，流量 - 容积曲线呈锯齿形，提示上气道有冗余的组织。这与打鼾有关，可能预示阻塞性睡眠呼吸暂停。"

病例 14　哮喘

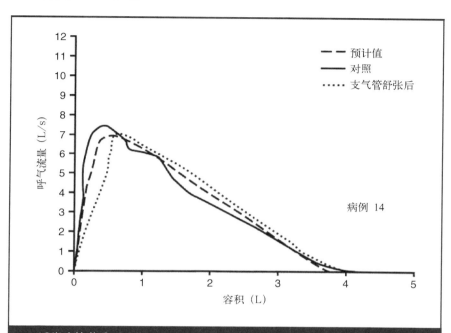

18岁 女性 体重126 lb (57 kg) 身高64 in. (162 cm)　BMI 21.7 kg/m^2				
	预计值	实测值	实测值占预计值百分比 (%)	支气管舒张后
肺通气				
FVC (L)	3.59	4.06	113	4.06
FEV$_1$ (L)	3.26	3.40	104	3.51
FEV$_1$/FVC (%)	90.8	80	93	
FEF$_{25\sim75}$ (L/s)	4	3.6	88	
MVV (L/min)	131	127	97	
肺容积				
TLC (L)	4.57	4.94	108	
RV/TLC (%)	19.4	17		
D$_{LCO}$[ml/(min・mmHg)]	24	30	123	

问题

1. 如何解释?

2.患者有间断发生"支气管炎"的病史,每次发作4～6周,伴喘息。既往对抗生素或泼尼松的治疗有反应。应该再做什么检查?

答案

1.检查正常。注意高于正常的D_{LCO}。这可能是潜在的支气管哮喘的细微迹象。

2.可以安排乙酰甲胆碱激发试验。此项检查结果为患者吸入25mg/ml乙酰甲胆碱后呈强阳性。

本病例说明在检查时考虑气道反应性的重要性。在做第一个检查时,气道充分扩张,对支气管舒张剂无反应。因此,需要进行乙酰甲胆碱激发试验确认诊断。在一些情况下,气道可能收缩,因此,支气管舒张剂可能有很强的作用。在本例中,FEV_1/FVC值实测值为80%,在激发过程中,FEV_1降低为67%,而FEV_1/FVC值仍达76%。这显示FEV_1/FVC值不能反映出所有的气道阻塞。

解释:"基线肺量计测定、肺容积和D_{LCO}正常,对支气管舒张剂无即刻反应。乙酰甲胆碱激发试验在患者吸入25mg/ml乙酰甲胆碱后呈强阳性。流量在使用支气管舒张剂后较基线值改善。"

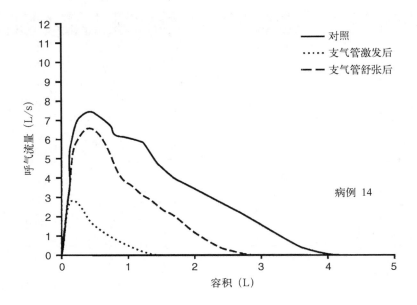

病例 14

病例 15 肥胖和哮喘，非特异性表现

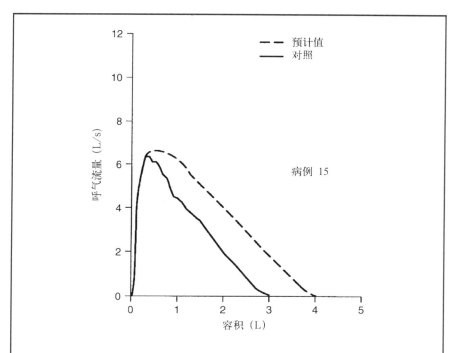

病例 15

29岁 女性 体重284 lb (129 kg) 身高65 in. (165 cm) BMI 47.4 kg/m²			
	预计值	实测值	实测值占预计值百分比（%）
肺通气			
FVC (L)	3.94	3.06*	78
FEV$_1$ (L)	3.34	2.64*	79
FEV$_1$/FVC (%)	85	86	
FEF$_{25\sim75}$ (L/s)	3.4	2.8	85
MVV (L/min)	120	90	75
肺容积			
TLC (L)	5.18	4.23	82
RV/TLC (%)	24	28	117
D$_{LCO}$[ml/(min•mmHg)]	25	24	96

问题

1. 患者是否有限制性通气功能障碍？

2. 基于上述数据，能够做出什么诊断？

3. 患者是否存在不寻常之处？

4. 患者自 20 岁始吸烟，每日 8 支，3.6 包 - 年。她自述反复发作支气管炎伴有喘息、呼吸困难，有时用抗生素或激素，或两者同时治疗。是否需要进行其他检查？

答案

1. 对照的流量 - 容积曲线显示肺活量轻度降低伴相对正常的流量，符合轻度的限制性通气功能障碍。

2. FVC 与 FEV_1 成比例降低，TLC、FEV_1/FVC 值正常，D_{LCO} 正常，提示非特异性类型（第 3 章第五节）。

3. 患者肥胖，BMI 为 $47.4kg/m^2$（正常 $< 25kg/m^2$）。

4. 基于病史，应进行乙酰甲胆碱激发试验，因为很多哮喘患者被诊断有支气管炎。

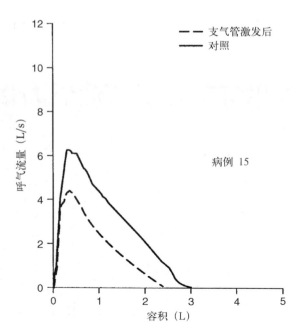

病例 15

如图所示，患者吸入乙酰甲胆碱后流量减低，具有气道高反应性。FEV_1降低21%。患者可被诊断为"轻度限制性通气障碍伴气道高反应性，可能由哮喘所致。"肥胖可能轻微地影响肺容积和流量，或在肥胖人群中气道高反应性发生率增加，进而导致上述肺功能检查结果。

解释："异常。FVC 和 FEV_1 以非特异性类型轻度降低，TLC 和 FEV_1/FVC 值正常。D_{LCO} 正常。乙酰甲胆碱激发试验阳性。"

病例 16　乙酰甲胆碱激发试验阳性，非特异性表现

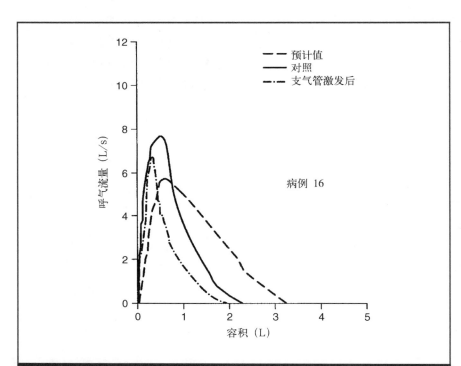

51岁 女性 体重182 lb (83 kg) 身高63 in. (160 cm)　BMI 32.4 kg/m²				
	预计值	实测值	实测值占预计值百分比 (%)	支气管激发后
肺通气				
FVC (L)	3.24	2.38*	73	1.98 (−17%)
FEV$_1$ (L)	2.67	1.96*	73	1.55 (−21%)
FEV$_1$/FVC (%)	82	83		78
FEF$_{25\sim75}$ (L/s)	2.6	2.1	80	
MVV (L/min)	101	83	82	
肺容积				
TLC (L)	4.9	4.06	83	
RV/TLC (%)	34	33	97	
D$_{LCO}$[ml/(min・mmHg)]	22	21	95	

评论

患者，女性，51 岁，患有类风湿关节炎，以小剂量泼尼松治疗。她从未吸烟。由于有对药物过敏导致的轻度咳嗽气促的病史，行乙酰甲胆碱激发试验。

肺功能检查的结果显示轻度非特异性类型伴有轻度 FEV_1 和 FVC 降低、D_{LCO} 和 FEV_1/FVC 值正常。即使流量 - 容积曲线陡峭，若 D_{LCO} 正常则不提示存在肺实质或血管问题，如肺纤维化。患者肥胖，BMI 为 $32.4kg/m^2$，可能可以解释这种非特异性类型。尽管 FEV_1/FVC 值正常，患者有气道高反应性，吸入乙酰甲胆碱后 FEV_1 降低 21%，伴有咳嗽、胸部紧缩感。因此，该患者的非特异性类型与肥胖和哮喘有关。

解释："异常。FVC 和 FEV_1 以非特异性类型轻度降低，伴有 TLC 和 FEV_1/FVC 值正常。D_{LCO} 正常。乙酰甲胆碱激发试验阳性。"

病例 17　乙酰甲胆碱激发试验，可变的流量 – 容积曲线

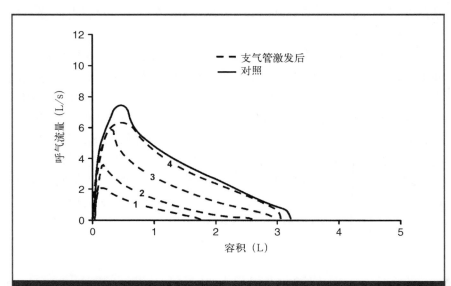

14岁 女性 体重110 lb (50 kg) 身高64 in. (162 cm) BMI 19.1 kg/m²			
	预计值	实测值	实测值占预计值百分比（%）
肺通气			
FVC (L)	3.28	3.28	100
FEV$_1$ (L)	2.9	2.93	101
FEV$_1$/FVC (%)	88	89	
FEF$_{25\sim75}$ (L/s)	3.5	3.1	88
MVV (L/min)	116	117	101
肺容积			
TLC (L)	4.5	4.3	96
RV/TLC (%)	19	21	
D$_{LCO}$[ml/(min・mmHg)]	23	23	100

评论

患者为 14 岁学生，因评估足球运动比赛期间和之后的呼吸系统症状的结果而就诊。

　　患者基线数值均正常。由于患者有间断喘息、气促病史，故行乙酰甲胆碱激发试验。患者吸入 5 次最高浓度的乙酰甲胆碱，流量迅速降低（曲线 1），FEV_1 降低 62%。随着 FVC 反复测定，气道收缩程度逐渐降低，最终，FEV_1 只减低了 14%，这样的结果通常被判定为阴性。然而，在这种情况下，患者存在气道高反应性显而易见。本病例中，测定 TLC 时患者的吸气努力降低了气道收缩程度，这可发生于乙酰甲胆碱激发试验过程中，尽管这是一个极端的例子。在乙酰甲胆碱激发试验中更典型的表现见图 5-5。

　　还需要注意对照流量-容积曲线的末端部分。在约 3.2L 呼出容积时，流量降至零。如图 2-6E 所示，同本例，这样的曲线可能是正常的变异。支气管收缩时，这种特性消失，但是在支气管收缩减弱时，会再次出现。

　　解释："乙酰甲胆碱激发试验结果不确定。基线肺量计测定、肺容积和 D_{LCO} 均正常。乙酰甲胆碱激发后，FEV_1 最初降低为 62%，在随后的测试过程中改善到报告的数值。这样的结果不符合乙酰甲胆碱激发试验阳性的常规判断标准，但是提示可能存在气道高反应性。"

病例 18　FVC 诱发的支气管痉挛

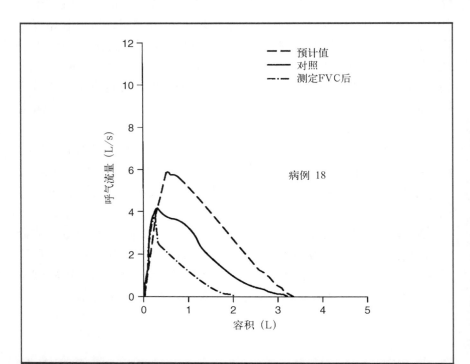

病例 18

42岁 女性 体重152 lb (69 kg) 身高62 in. (157 cm) BMI 28 kg/m²				
	预计值	实测值	实测值占预计值百分比（%）	测定FVC后
肺通气				
FVC (L)	3.32	3.34	101	2.11*
FEV$_1$ (L)	2.81	2.16*	77	1.46*
FEV$_1$/FVC (%)	85	65*		
FEF$_{25~75}$ (L/s)	5.9	4.2	71	
MVV (L/min)	106	41*	39	
肺容积				
TLC (L)	4.69	4.26	91	
RV/TLC (%)	1.37	0.92	67	
D$_{LCO}$[ml/(min · mmHg)]	23	18	77	

评论

对照的流量 - 容积曲线和数值符合轻度气道阻塞特征。然而，在对照的FVC测定动作后，可听到喘鸣音，从而得到FVC后流量 - 容积曲线。FEV$_1$ 降低 32%。这是一个测定 FVC 动作诱发支气管收缩的例子，其间断发生于具有气道高反应性的患者，如哮喘患者。MVV 测定是在 FVC 测定动作后进行的，由于诱发了支气管收缩，其数值也降低。

解释："基线肺通气功能正常。在反复吸气、呼气动作后，FEV$_1$ 降低 32%，提示'FVC 动作诱发支气管收缩'，这是一种气道高反应性的表现。"

病例 19　肥胖引起的假性哮喘

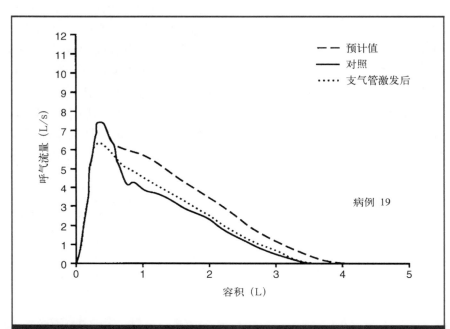

病例 19

45岁 女性 体重265 lb (119 kg) 身高 65.8 in. (167 cm)　BMI 42.7 kg/m²			
	预计值	实测值	实测值占预计值百分比 (%)	支气管激发后
肺通气				
FVC (L)	3.68	3.66	100	
FEV₁ (L)	3.01	2.83	94	−14%
FEV₁/FVC (%)	82	77		
FEF₂₅~₇₅ (L/s)	2.8	2.4	87	
MVV (L/min)	110	100	92	
D_LCO[ml/(min・mmHg)]	24	31	129	

问题

　　患者，女性，45 岁，高血压治疗中，自诉活动后咳嗽、喘息。体格检查除血压 160/96mmHg，其余均正常。她所用药物不会引起咳嗽

病例 19　肥胖引起的假性哮喘

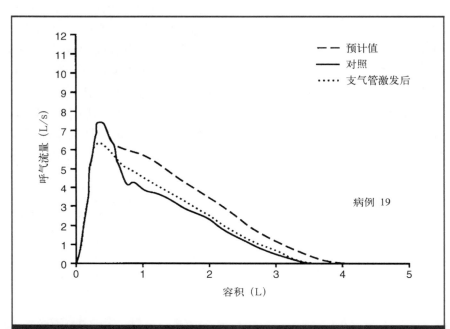

	预计值	实测值	实测值占预计值百分比 (%)	支气管激发后
肺通气				
FVC (L)	3.68	3.66	100	
FEV₁ (L)	3.01	2.83	94	−14%

的副作用。注意患者乙酰甲胆碱激发试验结果为阴性。

1. 在以上数值中，哪些是重要的？

2. 应该做其他什么检查？

答案

1. 患者肥胖，体重指数为 42.7kg/m²。因为测试是否有哮喘的乙酰甲胆碱激发试验结果为阴性，肥胖可能解释 D_{LCO} 的升高。

2. 行运动试验，获得流量 - 容积曲线。如下图所示，在静息和运动中，患者的呼吸均非常接近 RV 和她的最大流量 - 容积曲线的呼气环。

流量 - 容积曲线上的潮式呼吸，经常发生于肥胖患者，肥胖通过压迫气道导致呼气相喘息。如果试图在接近 RV 时呼吸，任何人均可以出现喘息。编者将其定义为假性哮喘，常伴随肥胖出现。

解释："乙酰甲胆碱激发试验结果为阴性。基线肺通气功能和 D_{LCO} 正常。吸入乙酰甲胆碱后 FEV_1 降低符合正常的气道反应性。运动时的潮式呼吸显示接近 RV，且在绝大部分呼气相存在呼出气流受限。"

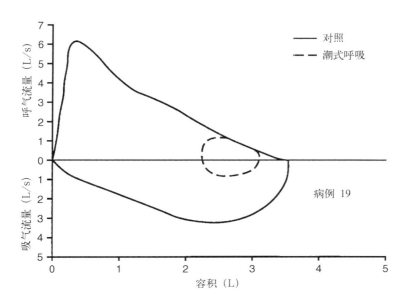

病例 19

病例 20　典型的肺纤维化

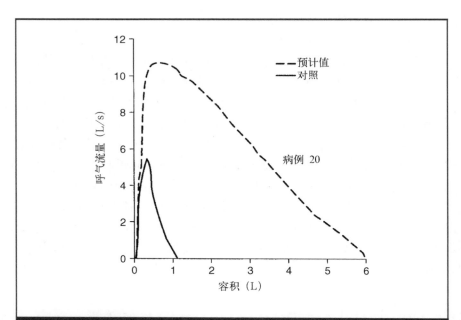

30岁 男性 体重151 lb (68 kg) 身高73 in. (186 cm)　BMI 19.7 kg/m²			
	预计值	实测值	实测值占预计值百分比（%）
肺通气			
FVC (L)	6.01	1.12*	19
FEV₁ (L)	4.89	1.04*	21
FEV₁/FVC (%)	81	93	
FEF₂₅~₇₅ (L/s)	4.6	2.2*	48
MVV (L/min)	190	81*	43
肺容积			
TLC (L)	7.45	2.09*	28
RV/TLC (%)	19	44*	232
D_LCO[ml/(min·mmHg)]	35	9*	26

问题

1. 你对该患者流量 - 容量曲线的最初判断是什么?

2. 这些数值能够确定你的最初判断吗?

3. 肥胖或严重的胸廓畸形能够导致这样的结果吗?

答案

1. 最初的判断是非常严重的限制性通气功能受限，这是因为 TLC 和 FVC 显著降低，流量 - 容积曲线倾斜陡峭 [粗略为 7L/(s·L)]。此外，FEV_1/FVC 值升高。

2. TLC 非常低，支持限制性气流受限。此外，D_{LCO} 显著降低提示肺实质疾病。事实上，患者有严重的不明原因的肺间质纤维化。患者合并肺源性心脏病，其血氧饱和度在静息状态下为 95%，在轻度爬楼活动时降至 85%。

3. 尽管极度肥胖可使 TLC 降低，但几乎不会降低到这样严重的程度。此外，肥胖患者可能出现正常或升高的 D_{LCO}。相似地，严重的胸廓畸形也不应该伴有这样严重的 D_{LCO} 降低。

解释："异常。肺容积极重度减低伴有 D_{LCO} 极重度降低，提示限制性肺病变。"

（丁艳苓　译　杜毅鹏　陈亚红　校）

病例 21　脊柱侧凸，用臂展长度代替身高

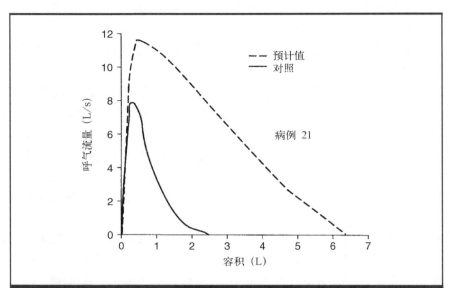

39岁 男性 体重170 lb (77 kg)	臂展 79 in. (200 cm)		BMI 19.3 kg/m²
	预计值	实测值	实测值占预计值百分比（%）
肺通气			
FVC (L)	6.32	2.37*	38
FEV₁ (L)	5	1.94*	39
FEV₁/FVC (%)	79	82	
FEF₂₅~₇₅ (L/s)	4.4	2.6*	59
MVV (L/min)	186	121*	65
肺容积			
TLC (L)	7.94	3.62*	46
RV/TLC (%)	20	33	165
D_{LCO}[ml/(min·mmHg)]	39	19*	50

问题

1. 该患者的流量 - 容积曲线如何描述？

2. 检查完测试结果后，你的解释是什么？

3. 诊断是什么？

180

答案

1. 该患者的流量 - 容积曲线可以描述为显示出严重的通气功能障碍，曲线的斜率显示为限制性通气功能障碍。

2. 严重减少的 TLC 确认患者存在限制性通气功能障碍。此外，D_{Lco} 的中度降低表明患者存在肺实质异常。因此，这是一个严重的限制性通气功能障碍伴有弥散功能减低的病例，提示肺实质异常。

3. 请注意，患者的臂展是用来预测他的正常肺功能值。患者有严重的特发性脊柱侧凸，并伴有肺膨胀不全。使用身高进行预测会低估其问题的严重性，如下图所示。下图中的流量 - 容积曲线显示了患者的实测曲线及根据他 167.6cm 的实际身高所预测的曲线。其中在 FVC 是预测值的 54%（而不是上图中的 38%），FEV_1 显示了相似的异常。关键是技术人员应该测量脊柱畸形患者的臂展，并用它来预测正常值。测量臂展也应用于不能直立或坐轮椅的患者。

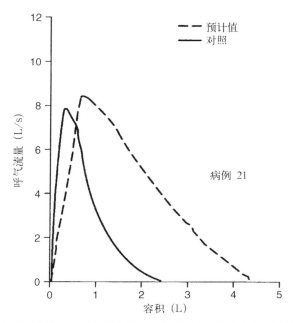

病例 21

解释："严重的限制性通气功能障碍伴有弥散功能中度减低，提示存在肺实质病变（使用臂展来计算预计值）。"

病例 22　对流量 – 容积曲线影响不大的肥胖

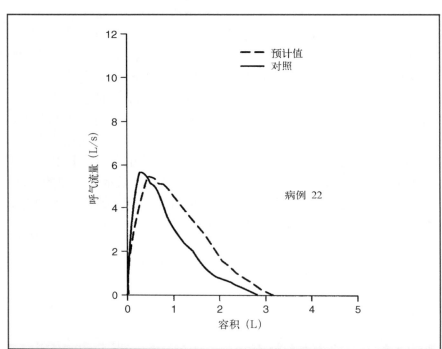

64岁 女性 体重377 lb (171 kg) 身高 65 in. (165 cm)　BMI 62.8 kg/m²				
	预计值	实测值	实测值占预计值百分比 (%)	支气管舒张后
肺通气				
FVC (L)	3.13	2.89	92	2.81
FEV$_1$ (L)	2.48	2.15	87	2.1
FEV$_1$/FVC (%)	80	74		
FEF$_{25~75}$ (L/s)	2.2	1.6	73	
MVV (L/min)	94	90	96	
D$_{LCO}$[ml/(min·mmHg)]	21	25	119	

问题

你怎么解释这个测试的结果？

答案

该患者流量 - 容积曲线的轮廓提示其可能存在临界性阻塞性通气功能障碍，但在这个年龄段此曲线轮廓实际上是正常的，如 FEV_1/FVC 值为正常。正常的 FVC 基本排除限制性通气功能障碍。该患者的高 BMI 可能会导致预测患者存在肺功能异常，但这个病例没有肺功能异常。注意患者 D_{LCO} 的轻度升高。这个病例说明，即使是老年患者，病态肥胖（BMI 为 $62.8kg/m^2$）也不一定对肺功能有不良影响。

解释："通气功能和 D_{LCO} 正常，对于支气管舒张剂没有快速反应。"

病例 23　硬皮病导致 D_{LCO} 下降

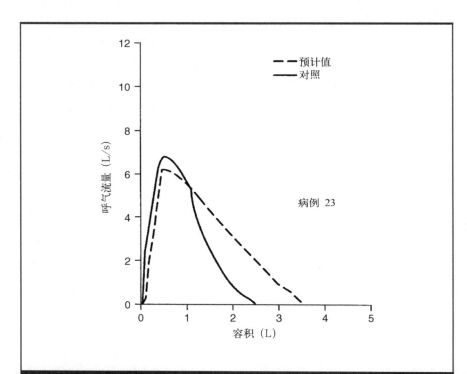

49岁 女性 体重158 lb (72 kg) 身高66 in. (168 cm)　BMI 25.5 kg/m²			
	预计值	实测值	实测值占预计值百分比（%）
肺通气			
FVC (L)	3.55	2.43	68
FEV₁ (L)	2.89	2.20	76
FEV₁/FVC (%)	81	91	
FEF₂₅₋₇₅ (L/s)	2.7	3.3	123
MVV (L/min)	106	92	87
肺容积			
TLC (L)	5.31	4.39	83
RV/TLC (%)	33	36	109
D_{LCO}[ml/(min · mmHg)]	23	14*	61

问题

患者主诉爬楼梯时呼吸困难。患者从不吸烟。患者的皮肤有些增厚伴有关节僵硬和疼痛。

1. 患者的流量 - 容积曲线说明了什么?

2. 考虑到检查结果,你的最终解释是什么?

(请注意,在过去 3 年中,患者 TLC、FVC 和 D_{LCO} 逐渐下降。)

答案

1. 正常曲线下缺失的区域提示轻度通气功能障碍。流量 - 容积曲线的陡坡表明可能是限制性的通气功能障碍,也可能是非特异性的(根据 TLC)通气功能障碍。

2. 正常偏低的 TLC 并不完全符合限制性通气功能障碍特征。最好的解释是轻度非特异性通气功能障碍伴弥散功能减低。患者有硬皮病伴轻微间质纤维化(胸部 X 线片显示),这解释了 D_{LCO} 的下降和流量 - 容积曲线的陡坡。硬皮病导致的纤维化和胸部皮肤改变可以降低 TLC,但在这个病例中并不明显。

解释:"异常结果。D_{LCO} 轻度至中度降低,提示肺实质或肺血管病变。正常偏低的肺容积提示存在限制性通气功能障碍的可能。"

病例 24　充血性心力衰竭

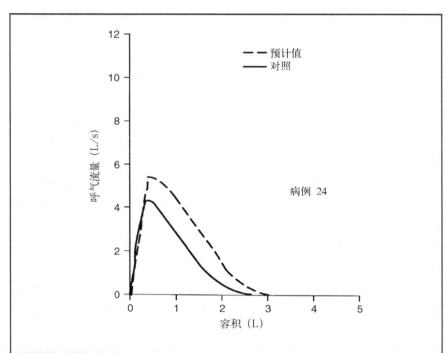

73岁 女性 体重150 lb (68 kg) 身高64 in. (162 cm) BMI 25.9 kg/m²			
	预计值	实测值	实测值占预计值 百分比（%）
肺通气			
FVC (L)	3.19	2.72	85
FEV$_1$ (L)	2.33	1.83	79
FEV$_1$/FVC (%)	79	67	
FEF$_{25\sim75}$ (L/s)	1.9	1.7	89
MVV (L/min)	88	81	92
D$_{LCO}$[ml/(min·mmHg)]	18	9.4*	52

评论和问题

患者，女性，73 岁，主诉咳嗽 2 个月。咳嗽是在流感样症状之后开始的。患者不吸烟。否认喘息和呼吸困难。查体双肺呼吸音清，有 4/6 级粗糙的心前区全收缩期杂音。

1. 如何解释这个测试结果（她对吸入支气管舒张剂没有任何反应）？

2. 患者产生问题的原因可能是什么？

答案

1. 在面积比较的基础上，提示患者存在轻度的非特异性通气功能障碍，FEV_1/FVC 值在正常范围内。中度的弥散功能减低与肺实质异常导致的限制性通气功能障碍特征是一致的，但由于没有测量 TLC，所以无法确认是哪种。

2. 心脏明显的杂音是重要的线索。患者的胸部 X 线片显示间质性病变（容易与纤维化相混淆），双侧有少量胸腔积液，心脏增大。超声心动图显示左心室射血分数降低和严重的二尖瓣反流。治疗充血性心力衰竭后，患者的咳嗽消失了，体重减轻了 12lb（1lb ≈ 0.45kg）。然后再检查其肺功能，得到了下面的流量 - 容积曲线。患者肺功能完全

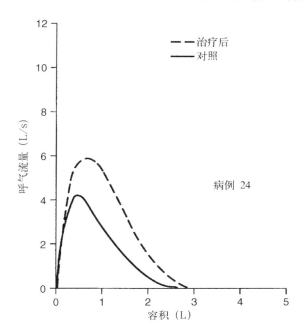

病例 24

正常，并且弥散功能也恢复正常了。

充血性心力衰竭可伴有咳嗽或呼吸困难的主诉。肺功能检查可以表现为由淋巴管充血、血管周围和支气管周围水肿引起的限制性通气功能障碍。在其他情况下，肺量计测定和流量-容积曲线可能提示阻塞。很明显表现为"心源性哮喘"。

解释："异常结果。D_{LCO} 中度降低，提示肺实质或肺血管病变。肺量计测定结果为正常低限，治疗后肺量计测定结果和 D_{LCO} 是正常的。"

病例 25 孤立的 D_{LCO} 下降

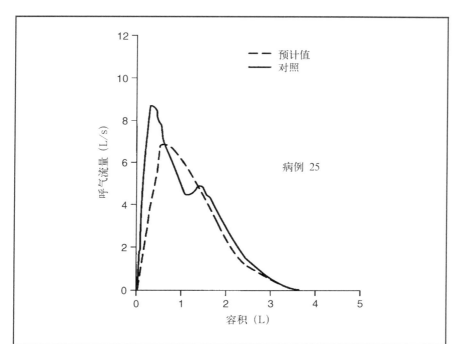

病例 25

86岁 男性 体重 137 lb (62 kg) 身高 67 in. (170 cm) BMI 21.5 kg/m²				
	预计值	实测值	实测值占预计值百分比 (%)	支气管舒张后
肺通气				
FVC (L)	3.6	3.85	107	3.95
FEV$_1$ (L)	2.7	2.87	106	2.66
FEV$_1$/FVC (%)	75	75		
FEF$_{25\sim75}$ (L/s)	2.4	2.2	92	
MVV (L/min)	100	83	83	
肺容积				
TLC (L)	6.24	5.71	92	
RV/TLC (%)	42	31	74	
D_{LCO}[ml/(min • mmHg)]	21	4*	20	

问题

这是 D_{LCO} 单独减低的一个例子。

1. 这一发现的原因可能是什么？

2. 流量 - 容积曲线形态是否有意义？

答案

1. 操作不当或设备问题可能会导致 D_{LCO} 偏低。然而，本例此项检查是在不同的设备上重复进行的，结果没有变化。患者存在严重贫血，可能与 D_{LCO} 减低有关。检查没有发现肺气肿的迹象。胸部 X 线片显示的广泛的细小间质浸润被认为是转移癌。RV/TLC 值的轻度降低可能反映了早期的限制性通气功能障碍，但实质上容积和肺量计测定结果是正常的。

2. 流量 - 容积曲线上的切迹在其他研究中没有发现，也没什么意义。

解释："异常结果。D_{LCO} 严重降低，提示肺实质或肺血管病变。肺量计测定结果和肺容量正常。"

病例 26　左向右分流导致 D_{LCO} 增加

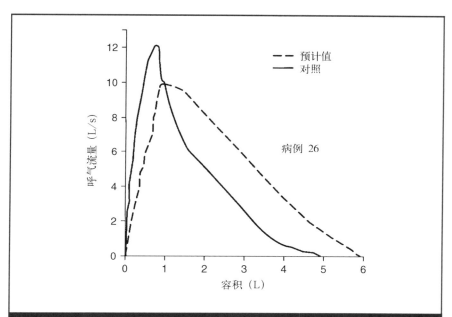

42岁 男性 体重 214 lb (97 kg) 身高 74 in. (188 cm)　BMI 27.4 kg/m²				
	预计值	实测值	实测值占预计值百分比（%）	支气管舒张后
肺通气				
FVC (L)	5.91	5.15	87	5.10
FEV₁ (L)	4.68	3.82*	82	3.87
FEV₁/FVC (%)	79	74		
FEF₂₅~₇₅ (L/s)	4.1	2.8	67	
MVV (L/min)	177	174	99	
肺容积			136	
TLC (L)	7.60	7.75	102	
RV/TLC (%)	22	30*	136	
D_{LCO}[ml/(min・mmHg)]	34	56	163	

问题

患者是位吸烟者。

1. 如何解释测试的结果？

2. 测试结果有什么不寻常的特点，可能的原因是什么？

答案

1. 流量 - 容积曲线显示轻度气道阻塞。FEV_1 降低，但是 FEV_1/FVC 值正常。

2. 不寻常的特点是 D_{LCO} 的显著增加。这多见于哮喘、肥胖症、非静息状态、肺出血和红细胞增多。患者有心房颤动、室间隔缺损伴明显的左向右分流，这导致了肺毛细血管血容量增加，因此出现 D_{LCO} 增加。

解释："异常结果。D_{LCO} 明显增加。在没有哮喘、肥胖或非静息状态的情况下,这可能是由红细胞增多症、左向右分流或肺出血导致的。肺量计测定显示 FEV_1 轻度非特异性降低，FEV_1/FVC 值和 TLC 正常。对于支气管舒张剂没有快速反应。"

病例 27 肝脏疾病导致的直立性低氧血症

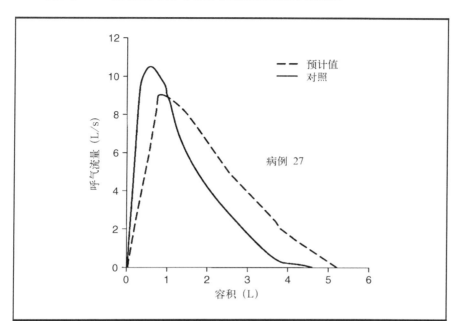

31 岁 男性 体重226 lb (103 kg) 身高 72 in. (182 cm) BMI 31.1 kg/m²			
	预计值	实测值	实测值占预计值百分比 (%)
肺通气			
FVC (L)	5.23	4.43	85
FEV$_1$ (L)	4.12	3.48	84
FEV$_1$/FVC (%)	79	78	
FEF$_{25\sim75}$ (L/s)	3.6	2.6	73
MVV (L/min)	158	137	87
肺容积			
TLC (L)	7.11	7.38	104
RV/TLC (%)	27	36*	
D$_{LCO}$[ml/(min·mmHg)]	33	26	79
O$_2$ saturation (%)			
静息状态	96	90*	
运动后	96	85*	

问题

1. 哪些数据可以解释患者的低氧血症?

2. 你能排除一些可能的原因吗?

答案

1. 检查结果中没有数据可以解释患者的低氧血症。RV/TLC 值的轻微增加没有意义。

2. 流量 - 容积曲线显示出临界的通气功能障碍，但没有任何指标表明患者出现问题的原因。TLC 和 D_{LCO} 正常有效地排除了肺实质疾病。患者轻度肥胖（BMI 为 $31.1kg/m^2$），但并不严重，不足以引起这个问题。患者患有晚期肝病，有少量的胸腔内右向左分流，导致低氧血症。患者表现为直立性低氧血症，即从卧姿到站姿时血氧饱和度降低。患者接受了肝脏移植手术，移植成功后，低氧血症消失了。

解释："不正常。血氧饱和度在休息时降低，在运动中会进一步下降。肺量计测定、肺容量和 D_{LCO} 是正常的，RV 轻微增加，可能由非常轻微的气道阻塞或胸壁受限导致。"

病例 28　呼吸肌无力

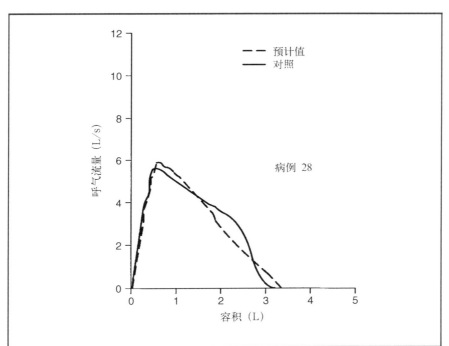

45岁女性 体重131 lb (60 kg) 身高62 in. (157 cm)　BMI 24.3 kg/m²			
肺通气	预计值	实测值	实测值占预计值百分比 (%)	支气管舒张后
FVC (L)	3.44	3.96	115	4.0
FEV$_1$ (L)	2.84	2.98	105	
FEV$_1$/FVC (%)	82	75		
FEF$_{25\sim75}$ (L/s)	2.7	3.51	130	
MVV (L/min)	106	122	115	

问题

一位 45 岁的女性在过去 1 ～ 2 年平地快走或爬楼梯时出现呼吸困难，她的双上肢也有轻微的无力。

1. 你对这个测试怎么解释？

2. 你还会安排其他的检查吗？

答案

1. 肺量计测定正常，包括 MVV 和流量 - 容积曲线。

2. 你安排了最大呼吸压力测定吗？不明原因的呼吸困难和轻微的肌无力应该提醒你神经肌肉紊乱的可能性。

	预计值	实测值	实测值 / 预计值百分比（%）
最大吸气压力（cmH_2O）	- 70	- 26*	37
最大呼气压力（cmH_2O）	135	90*	67

最大呼气、吸气压力均降低，吸气压力降低大于呼气压力。神经系统检查和肌电图证实患者为肌萎缩侧索硬化。这是一个由肌无力引起呼吸困难的例子，出现在肺量计测定结果（包括 MVV）还是正常的时候。

解释："异常结果。最大呼气、吸气压力降低，与神经肌肉无力（特别是吸气压）一致。肺量计测定正常，包括 MVV。"

病例 29 膈肌近乎完全麻痹

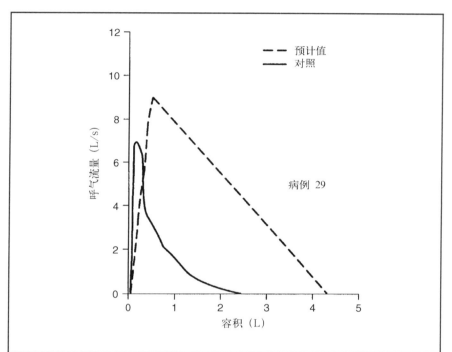

68岁 男性 体重 224 lb (102 kg) 身高 74 in. (188 cm) BMI 28.9 kg/m²			
	预计值	实测值	实测值占预计值百分比 (%)
肺通气			
FVC (L)	4.36	2.43*	56
FEV$_1$ (L)	3.05	1.59*	52
FEV$_1$/FVC (%)	70	66	
FEF$_{25~75}$ (L/s)	2.7	0.7*	26
MVV (L/min)	117	87*	75
肺容积			
TLC (L)	7.84	4.95*	63
RV/TLC (%)	44	51	116
D$_{LCO}$[ml/(min·mmHg)]	36	28	78

问题

这位 68 岁的老人最近注意到在仰卧时呼吸困难。他在躺椅上睡得最好。他否认了行走或爬楼梯时呼吸困难。他曾经大量吸烟，但是 15 年前就戒烟了。

1. 你对该患者流量 - 容积曲线的最初判断是什么?

2. 检查结果和你最初的判断一致吗?

3. 你还会安排其他的检查吗?

答案

1. 该患者流量 - 容积曲线表明，TLC 和 FVC 降低，提示中度的限制性通气功能障碍。流量 - 容积曲线的形态和低于正常的 FEV_1/FVC 值提示，患者合并存在阻塞性通气功能障碍的可能性。

2. 检查结果不能提供诊断。患者 BMI 28.9 kg/m^2，肥胖不足以解释限制性通气功能障碍。相对正常的 D_{LCO} 不支持间质性肺病的判断。

3. 患者对仰卧位的不耐受性提示膈肌麻痹的可能性。膈肌超声检查结果证实了这一点。医生还安排了仰卧位流量 – 容积曲线测定。可以注意到，仰卧位流量和容积明显降低。

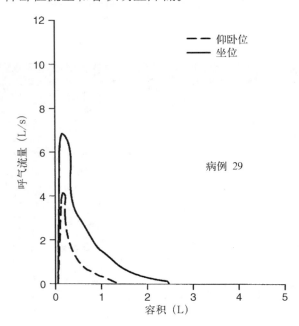

病例 29

医师还安排了最大呼气、吸气压力测量：

最大呼气压力为 215cmH$_2$O（正常值 200cmH$_2$O）

最大吸气压力为-36cmH$_2$O（正常值-103cmH$_2$O）

这些数据与膈肌麻痹特征是一致的。总之，这个患者的症状可归因于限制性通气功能障碍，且没有间质性疾病的证据。进一步检查确认为膈肌麻痹。

解释："异常结果。TLC 和 FVC 轻度至中度降低提示限制性通气功能障碍。没有确凿的证据表明存在阻塞。D$_{LCO}$ 处于正常偏低，提示肺外的原因导致限制。仰卧位肺活量减少和最大吸气压力降低提示吸气肌（如膈肌）无力，最大呼气压力正常。"

病例 30　肺切除术后混合性通气功能障碍（阻塞 – 限制性）

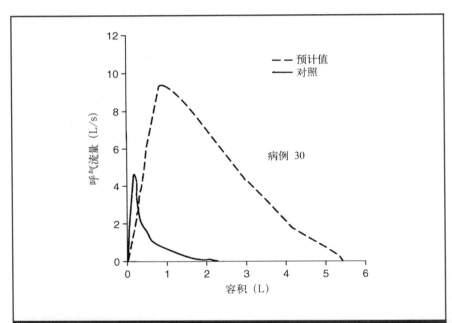

68岁 男性 体重 217 lb (99 kg) 身高 74 in. (188 cm)　BMI 28 kg/m²				
	预计值	实测值	实测值占预计值百分比（%）	支气管舒张后
肺通气				
FVC (L)	5.46	2.33*	43	2.2
FEV₁ (L)	4.10	1.17*	28	1.19
FEV₁/FVC (%)	75	50*		
FEF₂₅~₇₅ (L/s)	3.3	0.4*	12	0.4
MVV (L/min)	145	50*	34	
肺容积				
TLC (L)	7.69	4.74*	62	
RV/TLC (%)	29	46*	159	
D_LCO[ml/(min · mmHg)]	28	17*	60	

问题

你对这个检查有什么解释？

答案

患者存在非常严重的混合性通气功能障碍。限制性通气功能障碍体现在 TLC 轻度至中度降低，阻塞性通气功能障碍体现在 FEV_1 严重降低。阻塞的程度是中度（第 3 章第六节）。伴有轻度到中度弥散功能降低。患者患有阻塞性肺病，10 年前因为鳞状细胞肺癌接受了左肺切除术，造成限制性通气功能障碍。考虑到这一点，D_{LCO} 保留的比较好。

解释："异常结果。非常严重的混合性（阻塞 - 限制性）通气功能障碍。TLC 的减少提示轻度到中度限制性通气功能障碍。FEV_1 不成比例的减少及 FEV_1/FVC 值的降低，表明存在中度阻塞性通气功能障碍。对支气管舒张剂没有快速反应。D_{LCO} 轻度至中度降低，提示存在肺血管或肺实质病变或贫血。"

（杜毅鹏　译　常　春　陈亚红　校）

病例 31　应用支气管舒张试验发现的隐匿性哮喘

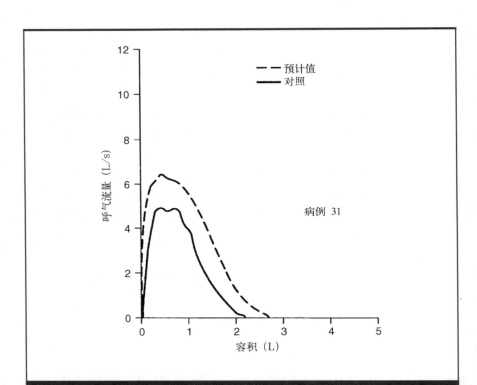

40 岁　女性　体重213 lb (97 kg)　身高62 in. (157 cm)　BMI 39.4 kg/m²			
	预计值	实测值	实测值占预计值 百分比（%）
肺通气			
FVC (L)	3.32	2.14*	64
FEV$_1$ (L)	2.59	1.94*	75
FEV$_1$/FVC (%)	77	90	
FEF$_{25\sim75}$ (L/s)	3.07	2.72	89
MVV (L/min)	107	79	74
肺容积			
TLC (L)	4.65	4.02	86
RV/TLC (%)	32	35	109

问题

患者既往有 4 年的呼吸困难病史。典型的症状是存在夜间干咳，醒来时感到呼吸困难，但无喘息，发作情况可在 1 ～ 2 天缓解，发作诱因尚不明确。该患者没有吸烟史，心肺查体结果未见异常。

1. 你对该患者肺功能检查结果的理解是什么？

2. 你认为她存在什么问题？

3. 你认为还需进一步行什么检查？

答案

1. FVC 和 FEV_1 成比例下降，但 FEV_1/FVC 值正常表明该患者是限制性通气功能障碍。然而，TLC 正常排除了限制性通气功能障碍。因此，该患者的肺功能检查结果显示出一种非特异性类型。

2. 如上所示，FEV_1/FVC 值正常不能排除阻塞性通气功能障碍。由于患者的症状多为夜间出现，需要考虑哮喘或反流和吸入性因素。

3. 下一步应用支气管舒张剂是正确的。从下面的流量 - 容积曲线可以看出，使用支气管舒张剂后的曲线是正常的，FEV_1 增加了 25%。

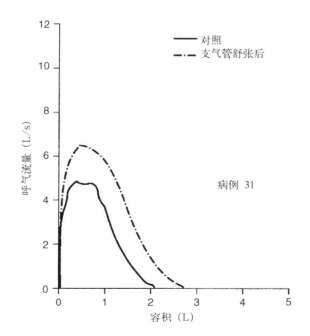

病例 31

这个病例强调了以下几点：

不是所有的哮喘患者都存在喘息症状。

哮喘通常是一种夜间性疾病。

患者超重（BMI 为 39.4 kg /m^2）可能是造成其肺功能呈非特异性类型的原因。

这是 FEV_1/FVC 值并非判断阻塞性通气功能障碍的可靠指标的另一个示例。

这两条流量 - 容积曲线显示出平行的移动，就像在轻度哮喘中经常看到的那样。在这些情况下，直到出现更严重的阻塞，FEV_1/FVC 值才会降低。

解释："不正常。FVC 和 FEV_1 呈非特异性轻度降低，TLC 和 FEV_1/FVC 值正常。应用支气管舒张剂治疗后两者均恢复正常，表明存在可逆性气流受限。"

病例 32 隐匿性哮喘，非特异性表现

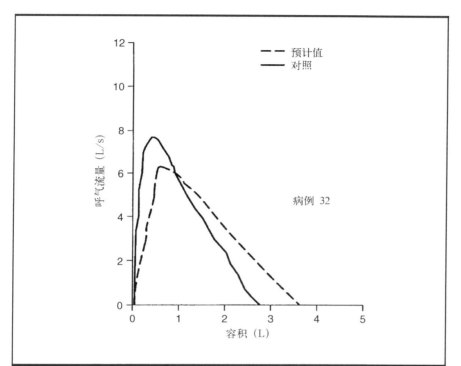

22岁 女性 体重117 lb (53 kg) 身高60 in. (152 cm)　BMI 22.9 kg/m²

	预计值	实测值	实测值占预计值百分比（%）	使用支气管舒张剂后
肺通气				
FVC (L)	3.63	2.83*	78	2.65
FEV₁ (L)	3.21	2.58*	81	2.49
FEV₁/FVC (%)	88	92		
FEF₂₅~₇₅ (L/s)	3.7	3.8	103	
MVV (L/min)	118	88	75	
肺容积				
TLC (L)	4.45	3.6	81	
RV/TLC (%)	18	22	122	
D_{LCO}[ml/(min·mmHg)]	24	23	93	

问题

一位 22 岁的女性患者因咽喉部肿物而吞咽困难、焦虑，同时伴有间断气促，否认喘息。查体均为阴性体征。

1. 如何描述图中的流量 - 容积曲线和检查结果？

2. 还需要做哪些进一步的辅助检查？

答案

1. FVC 和 FEV_1 轻度下降，TLC 正常，FEV_1/FVC 值正常，支气管舒张试验阴性，D_{LCO} 正常，气道阻力测定正常。

2. 由于该患者心脏检查结果正常，且呼吸困难的原因尚不清楚，所以需要行乙酰甲胆碱激发试验来进一步确诊。患者吸入 5 次 25mg/ml 的乙酰甲胆碱后的流量 - 容积曲线如下图所示。可见患者 FEV_1 下降了 55%，同时患者出现了与之前发作类似的胸闷和轻度的呼吸困难表现。

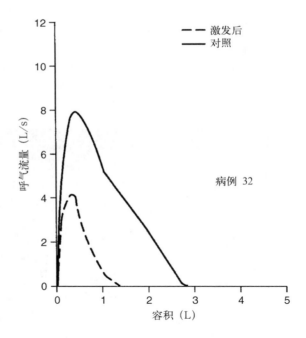

病例 32

　　该曲线一个有趣的特点是，在患者吸入乙酰甲胆碱后，其呼气流量 - 容积曲线整体向左下平移，虽然 FEV_1/ FVC 值仍为 90%，但明显表现出严重的支气管阻塞。另外，之前研究刚开始时的气道阻力测定也未能发现任何异常。图中对照曲线的斜率略有上升，TLC 偏低，提示肺部可能存在轻度纤维化，但是 D_{LCO} 无异常并不支持肺部纤维化的结论。实际上，这是一个隐匿性哮喘的例子，主要表现为一种非特异性的 FEV_1 和 FVC 降低，即流量 - 容积曲线的斜率升高的非特异性类型。这一病例说明将 FEV_1/FVC 值作为唯一衡量阻塞性通气功能障碍的指标其实并不准确。

　　解释："基线肺功能显示 TLC 和 FEV_1/FVC 值正常而 FEV_1 和 FVC 轻度下降，D_{LCO} 正常。支气管舒张试验阴性，而之后的乙酰甲胆碱激发试验阳性。"

病例 33　严重肌萎缩侧索硬化

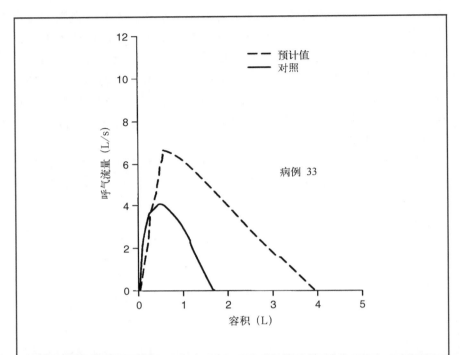

31岁 女性 体重105 lb (48 kg) 身高 65 in. (165 cm)　BMI 17.6 kg/m^2				
	预计值	实测值	实测值占预计值百分比 (%)	使用支气管舒张剂后
肺通气				
FVC (L)	3.94	1.73*	44	1.67
FEV$_1$ (L)	3.32	1.67*	50	1.62
FEV$_1$/FVC (%)	84	96		
FEF$_{25~75}$ (L/s)	3.3	3.1	93	
MVV (L/min)	119	58*	49	
肺容积				
TLC (L)	5.26	5.43	103	
RV/TLC (%)	25	68*		
D$_{LCO}$[ml/(min・mmHg)]	25	29	114	

问题

1. 如何解读这份检查结果？

2. 根据流量 - 容积曲线和测试的数据，请判断是否还需要进行其他检查？

答案

1. 这份检查结果显示患者有明显的通气受限（即流量 - 容积曲线下面积的损失）。流量 - 容积曲线陡峭，但是 TLC 和弥散功能正常，排除了限制性通气功能障碍。在这一点上，这个病例可以归类为非特异性通气受限类型。

2. 没有证据提示有大气道病变。但是，这种类型的另一个可能原因，是神经肌肉的问题。应测定最大呼吸压力以评估呼吸肌力量。

结果如下：

	预计值	实测值	实测值占预计值的比（%）
最大吸气压力（cmH$_2$O）	− 88	− 26	30
最大呼气压力（cmH$_2$O）	154	35	23

该患者患有严重的肌萎缩侧索硬化。肌无力导致 FVC、FEV$_1$ 和 MVV 降低，RV / TLC 值增加。令人惊讶的是，该患者 TLC 正常。可将此病例与病例 28（肌无力较轻的案例）进行比较。

解释："异常。在一个 TLC 和 FEV$_1$/FVC 值正常的非特异性通气受限的类型中，FVC 和 FEV$_1$ 中度到重度降低。最大呼吸压力降低表明呼吸肌无力或肌肉功能较差。"

病例 34 肥胖伴肺容积减少

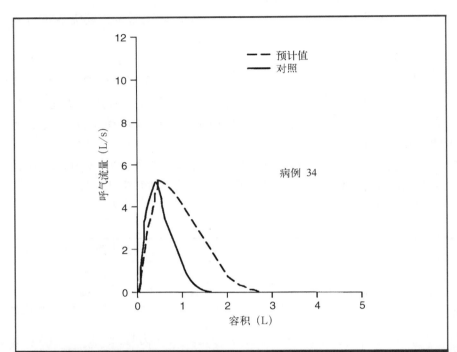

72岁 女性 体重249 lb (113 kg) 身高 63 in. (160 cm) BMI 44.1 kg/m²			
	预计值	实测值	实测值占预计值百分比（%）
肺通气			
FVC (L)	2.75	1.56*	57
FEV$_1$ (L)	2.18	1.34*	62
FEV$_1$/FVC (%)	79	86	
FEF$_{25~75}$ (L/s)	2	1.7	
MVV (L/min)	86	53*	62
肺容积			
TLC (L)	4.88	3.77*	77
RV/TLC (%)	44	51	116
D$_{LCO}$[ml/(min · mmHg)]	20	16	79

问题

你对这个 72 岁、不吸烟的女性的肺功能检查结果怎么解读？

答案

这是基于 TLC 轻度降低的限制性通气功能障碍。FVC 中度降低，与 TLC 的降低不成比例，表明这是复杂的限制性通气功能障碍。D_{LCO} 正常，不支持限制是肺实质病变进展所致。因此，限制是肺外因素，且很有可能是肥胖因素所致（BMI 44.1kg/m^2）。这个病例与病例 22 形成了对比，病例 22 中更加明显的肥胖没有导致 FVC 的降低，据推测 TLC 也不变。平均而言，BMI 每增加 5 个单位，FVC 降低 5%，但这个结果是高度可变的。在本病例中，肥胖导致 FVC 下降是显著的，在病例 22 中，是可忽略不计的。

解释："异常。复杂的限制性通气功能障碍。TLC 的轻度降低表明存在限制。FVC 相对于 TLC 的减少不成比例表明有其他的过程，这可能包括胸壁的限制（可能与肥胖有关）、呼吸肌无力、功能较差，或存在隐匿性阻塞。D_{LCO} 正常低值，不支持有明显的肺实质疾病导致的限制性通气功能障碍。"

病例 35 充血性心力衰竭 – 限制性通气功能障碍

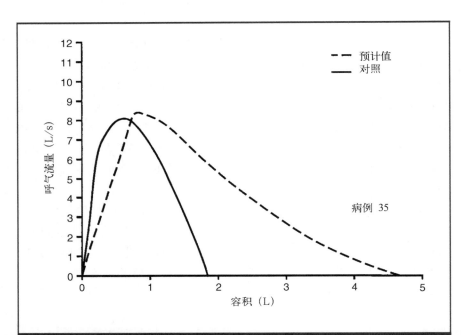

77岁 男性 体重 150 lb (68 kg) 身高 72 in. (182 cm) BMI 20.5 kg/m²

	预计值	实测值	实测值占预计值百分比（%）
肺通气			
FVC (L)	4.72	1.83*	39
FEV$_1$ (L)	3.53	1.83*	52
FEV$_1$/FVC (%)	75	99.7	
FEF$_{25-75}$ (L/s)	2.8	6.1	216
MVV (L/min)	126	93*	74
肺容积			
TLC (L)	7.16	4.75*	66
RV/TLC (%)	34	61*	179
D$_{LCO}$[ml/(min · mmHg)]	25	15*	60

评论

FVC 明显下降伴随 TLC 轻度下降是一种复杂的情况。此患者的肺功能检查报告无阻塞性通气功能障碍的证据，并且支气管舒张试验阴性，同时，在运动和静息状态下，患者的血氧饱和度均正常。流量 - 容积曲线形态、TLC 和 D_{LCO} 的下降、FEV_1/FVC 值增高均与限制性肺实质病变（如肺纤维化）一致。但是，FVC 不成比例下降及正常的血氧饱和度是不典型改变。该患者病史提示有充血性心力衰竭伴双侧胸腔积液，而充血性心力衰竭的肺功能改变可类似于肺纤维化。将此病例同病例 24 比较，充血性心力衰竭可能表现为多种肺功能模式，包括限制性或阻塞性或两者兼具的通气功能障碍。限制性通气功能障碍的病例或简单或复杂，要了解限制性通气功能障碍的成因，可以参考第 12 章。

解释："异常。复杂的限制性通气功能障碍。TLC 轻度下降伴随 D_{LCO} 轻中度下降预示着限制性肺实质病变过程，同 TLC 下降不成比例的 FVC 下降提示患者可能同时存在胸壁受限、神经肌无力，或隐匿性阻塞。"

病例 36　肺气肿合并肺纤维化（CPFE）

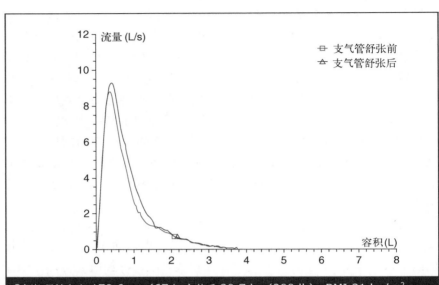

91 岁 男性 身高 170.6 cm (67 in.) 体重 90.7 kg (200 lb)　BMI 31 kg/m²

	预计值	正常值下限	实测值	实测值占预计值百分比 (%)	支气管舒张后	改善率 (%)
肺通气						
FVC (L)	3.21	2.24	3.44	107	3.74	+9
FEV₁ (L)	2.34	1.55	2.05	88	2.15	+5
FEV₁/FVC (%)	73.9	57.5	59.6		57.5*	−3
肺容积						
TLC (L)	6.55	5.40	6.55	100		
RV/TLC (%)	49	58	48	97		
D$_{LCO}$[ml/(min·mmHg)]	20.1	12.1	4.9*	24		
静息状态血氧饱和度			85			

问题

患者，男性，91 岁，BMI 为 31kg/m²。既往吸烟 35 包 - 年，有严重的呼吸困难。

1. 患者是否有通气受限？流量 - 容积曲线是否正常？

2. 这是否说明他的肺脏没有因吸烟而受损？还有其他异常吗？

3. 你应如何解释？

答案

1. 患者没有明确的通气受限。仅在使用支气管舒张剂后，FEV_1/FVC 值轻度异常。值得注意的是，在这个年龄 FEV_1/FVC 值的下限相当低，反映了肺力学功能的正常退变。流量 - 容积曲线显示出一定程度的弯曲或"勺形"，但对于 91 岁的人来说，这并非异常。

2. 尽管肺量计测定和肺容积正常，气体交换明显受损。

3. 胸部 X 线片及 CT 检查证实，该患者有严重肺气肿和肺纤维化。因此，这是一个肺气肿合并肺纤维化的病例。流量 - 容积曲线表现为肺实质疾病特征，其与肺血管疾病特征相反。由肺气肿引起的弹性回缩力损失被肺纤维化引起的弹性回缩力增加所抵消，通过平衡肺力学，表现为肺量计测定正常，但气体交换严重异常。

解释："异常。患者仅表现为孤立的 D_{LCO} 严重降低，与肺血管或肺实质疾病过程一致。肺量计测定和肺容积正常，对支气管舒张剂没有即刻反应。"

病例 37 严重复杂限制性通气功能障碍

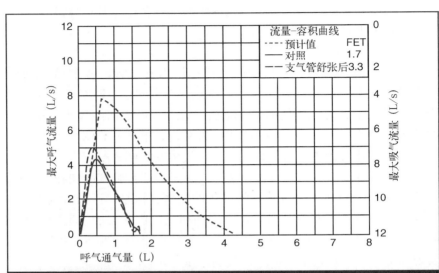

73岁 男性 身高174.9 cm (69 in.)体重64.4 kg (142 lb)			BMI 21 kg/m²		
	预计值	正常值下限	实测值	实测值占预计值百分比（%）	支气管舒张后	改善率（%）
肺通气						
FVC (L)	4.24	3.40	1.63*	38	1.62*	−1
FEV₁ (L)	3.24	2.56	1.54*	48	1.47*	−5
FEV₁/FVC (%)	76.4	67.2	94.7		90.9	
肺容积						
TLC (L)	6.60	5.23	4.38*	66		
RV/TLC (%)	35.8	46.9	63*	176		
D$_{LCO}$[ml/(min·mmHg)]	25.0	17.0	5.4*	22		

问题

患者，男性，73 岁，因感染性心内膜炎长期住院后出现呼吸困难。

1. 主要的异常是什么？如何解释检查结果？

2. 你认为异常属于轻度、中度还是重度？

3. 原始解释为"轻度限制性通气功能障碍，对支气管舒张剂无明显反应，血红蛋白校正后的肺弥散量下降"，你是否同意？

答案

1. 患者既往有感染性心内膜炎，做了瓣膜置换术，同时伴双心室心力衰竭、肺动脉高压、慢性胸膜增厚、危重病性肌病以及可疑误吸史。他有限制性疾病进程。他符合编者所描述的"复杂限制性通气功能障碍"（第 3 章第八节和第 14 章），TLC 下降，FEV_1/FVC 值正常，但 FVC 下降更明显，至少至少下降了 10% 预计值。在这种模式的患者中，通常有"其他进程"代替或合并典型的限制性进程。

2. TLC 仅轻度或中度降低（取决于你使用哪种分级标准）。相比之下，FVC 重度降低，D_{LCO} 极重度降低。这说明了这种模式的局限性，以及称之为"复杂限制性通气功能障碍"的理由。

3. "轻度"忽略了低 FVC 表示的通气量严重降低和低 D_{LCO} 表示的重度换气异常。该解释没有认识到异常的严重程度。该患者在检查后不足 1 年就去世了。该解释也没有对换气异常的严重程度进行分级。D_{LCO} 异常的严重程度分级标准从未存在争议。未说明 D_{LCO} 异常的严重程度是对临床医师和患者的不负责任。

解释："异常，复杂限制性通气功能障碍。TLC 轻度降低及相关的 D_{LCO} 严重降低表明了肺实质限制过程。相对于 TLC，肺活量和 FEV_1 的严重下降，暗示了一个额外的过程，可能包括胸壁受限，肌无力、功能差或隐匿性阻塞。对支气管舒张剂无明显反应。患者无法呼气 6 秒以上，可能导致了 FVC 的减少。"

病例 38　正常的曲线平台

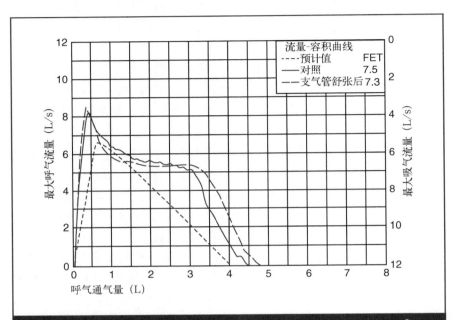

20岁　女性　身高170.6 cm (67 in.)　体重90.7 kg (200 lb)　BMI 31 kg/m²

	预计值	正常值	实测值	实测值占预计值百分比 (%)	支气管舒张后	改善率 (%)
肺通气						
FVC (L)	3.99	3.25	4.47	112	4.71	+5
FEV₁ (L)	3.47	2.92	4.07	112	4.29	+5
FEV₁/FVC (%)	87.0	75.9	91.1		91.1	
D_Lco[ml/(min·mmHg)]	25.0	17.0	25.4	99		
VA(ml)	4.80	3.83	4.99	104		

问题

1. 这位 20 岁女性有通气限制吗?

2. 检查结果是否支持你的判断?

3. 流量 - 容积曲线分布是否合理?

答案

1. 无通气限制。

2. 检查结果均正常。

3. 在肺活量测定过程中,流量以一种相对渐进、稳定的方式减少。然而,在 3L 的呼气测定过程时,曲线出现了一个"凸起",之后流量更加快速地减少。这种轮廓不是由大气道损伤引起的,而是一种正常的变异,主要发生在年轻的不吸烟人群中,尤其是女性。该患者从未吸烟。随着肺容积的减少,流量限制点的位置向外周气道移动,形成了这种形状。"凸起"代表了流量限制点移动到主支气管,然后随着肺容积的减少,进一步向外周移动。这被称为气管平台。它可以作为周围气道健康的标志 (图 2-6H)。有趣的是,该患者患有囊性肺纤维化,但这次的肺功能检查结果正常。她有一些"黏液栓",但在囊性肺纤维化护理中心接受积极护理,其在该检查后 6 年一直保持稳定功能 (FVC 同样无变化)。

本病例还表明了编者实验室的检查规则。如果同该患者一样具有正常肺量计和肺泡容积 (VA) 的患者进行"全肺功能检查",那么除非要求"强制测定 TLC",否则将取消 TLC 的检测,为患者节省不必要的成本。注意,通过测定 TLC 计算 VA。单次呼吸气体稀释试验,可能低估但很少高估 TLC。

解释:"肺功能和 D_{LCO} 正常,对支气管舒张剂无即刻反应。流量 - 容积曲线形状为正常变异。"

病例 39 PRISm 和非特异性表现

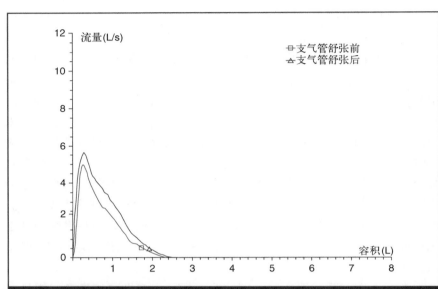

53 岁 发性 身高 164.0 cm (65 in.) 体重 144.4 kg (319 lb)   BMI 54 kg/m²

	预计值	正常值	实测值	实测值占预计值百分比（%）	支气管舒张后	改善率（%）
肺通气						
FVC (L)	3.43	2.11	2.37*	69	2.51*	+6
FEV₁ (L)	2.73	2.11	1.72*	63	1.91*	+5
FEV₁/FVC (%)	80.0	68.7	72.6		76.3	
MVV (L/min)	102	69	72	71		
肺容积						
TLC (L)	5.03	4.05	4.40	87		
RV/TLC (%)	37	47	41	111		
D_{LCO}[ml/(min·mmHg)]	22.6	16.1	16.2	72		
静息状态血氧饱和度			95			

问题

1. 该女性有何种通气功能异常？阻塞性？限制性？还是其他？你应如何描述该通气模式？

2. 引起该通气模式的可能原因是什么？

答案

1. 患者的 FEV_1 和 FVC 均有轻度下降，而 FEV_1/FVC 值正常，提示并不是阻塞性通气功能障碍。该模式符合 COPD Gene 研究人员提出的 1 秒率保留的肺功能异常的概念。具有这种通气功能异常的患者有 50% 表现为限制性通气功能障碍，而另一半患者 TLC 正常，如此病例中的患者。这也符合第 3 章第七节中所描述的"非特异性类型"。

2. 具有这种通气模式的大多数患者和该患者都是肥胖的。尽管 FEV_1 / FVC 正常，但大多数都有阻塞性气道疾病的证据，如慢性阻塞性肺疾病或哮喘。胸壁异常和神经肌肉无力也是常见的原因。

3. 这位 53 岁的女性患者因抗中性粒细胞胞质抗体相关的血管炎接受类固醇和免疫抑制药物治疗。主要表现为咳嗽及呼吸困难，右下叶局灶性磨玻璃样浸润影。行支气管镜检查同时完善支气管肺泡灌洗，未见机会性感染的证据，未见支气管内异常及大气道阻塞。她是一个肥胖患者（BMI $54kg/m^2$），并患有阻塞性睡眠呼吸暂停综合征。她的轻度非特异性症状可能与肥胖有关。磨玻璃影可能解释 FVC 和 FEV_1 的降低，但不足以引起 TLC 或 D_{LCO} 的显著降低。支气管镜检查未发现任何气道塌陷或狭窄的表现，尽管 MVV 正常，但若进一步完善吸气流量检查可提供更多信息。

解释："非特异性异常。FVC 和 FEV_1 呈非特异性轻度降低，TLC 和 FEV_1/FVC 值正常。对支气管舒张剂没有即刻反应。D_{LCO} 和静息血氧饱和度正常。患者不能运动。肥胖可能会导致非特异性异常。"

病例 40　正常年下降率

每年监测评估肺功能可以帮助诊断由吸烟、职业暴露或者其他原因而引起的肺功能的加速下降。该患者的肺功能正常，且在监测的 9 年中仍保持稳定。第 1 秒用力呼气容积（FEV$_1$）估计的下降速率为 − 17ml/ 年，处于正常水平。

年龄：41 岁

日期	FVC	FEV$_1$	FEFmax	流量质控	容积质控
1991-06-04	4.50	3.70	12.3	A	A
1991-06-26	4.42	3.63	11.7	B	A
1992-03-26	4.26	3.51	10.7	B	A
1992-10-28	4.22	3.48	11.8	A	A
1993-09-02	4.42	3.47	12.4	A	A
1994-04-12	4.64	3.66	10.9	A	A
1995-03-14	4.44	3.43	11.1	A	A
1996-03-13	4.52	3.51	12.3	C	A
1997-02-19	4.71	3.57	12.6	A	A
1998-03-10	4.76	3.70	15.8	A	A
1999-03-24	4.39	3.37	11.2	B	A
2000-02-29	4.40	3.38	10.9	C	A

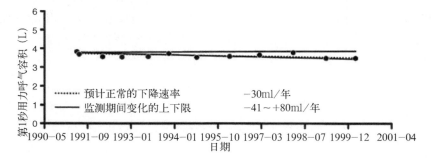

　　（这是一个真实的病例报告，每个数值都来自独立的测试。流量质控和容积质控是指操作质量的等级。）

（常　春　译　宋　祝　陈亚红　校）

病例 41　加速下降

患者是一名 44 岁的吸烟者，最近一次行肺功能检查时正在参与一项呼吸保护项目。在过去 8 年他的肺功能快速下降，估算 FEV_1 的下降速度为 — 138ml/ 年，已出现轻度阻塞性通气功能障碍。他很有可能在退休前就失去劳动能力，除非现在就采取适当的预防措施。

年龄：44 岁

日期	FVC	FEV_1	FEFmax	流量质控	容积质控
12/16/1991	3.54	3.07	13.3	A	A
11/19/1992	3.62	3.16	13.0	A	A
04/14/1994	3.42	2.86	12.4	C	B
07/22/1996	3.35	2.81	13.7	C	C
08/22/1997	2.50	2.26	10.9	A	A
09/14/1998	2.59	2.39	13.6	B	B
02/29/2000	2.10	1.95	11.4	C	C

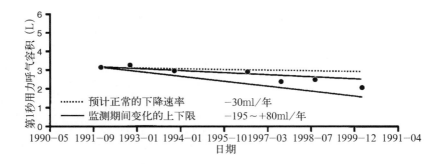

病例 42　急性损伤，恢复

对于肺功能不稳定者，如哮喘患者、肺损伤或肺移植患者，可能需要更频繁的监测。以下曲线显示，在一次工业事故中大量接触氯气的化工厂雇员的肺功能逐渐改善。损伤后 1 个月肺功能迅速改善，之后的 5 年缓慢改善。

年龄：41 岁

身高：172.7cm

体重：119kg

日期	FVC	FEV_1	FEV_1/FVC（%）	$FEF_{25\sim75}$	PEF	流量质控	容积质控
04/07/98	3.78	2.94	78	2.44	13.1	A	A
02/19/97	3.51	2.73	78	2.24	12.0	A	A
05/07/96	3.56	2.65	74	1.93	11.9	A	A
10/01/95	3.47	2.56	74	1.80	12.2	A	A
02/23/95	3.47	2.62	76	2.08	10.8	B	A
11/30/94	3.44	2.61	76	2.07	9.9	A	A
09/01/94	3.30	2.60	79	2.25	11.4	A	A
07/14/94	3.27	2.53	77	2.13	10.2	A	A
06/23/94	3.32	2.58	76	2.16	11.1	A	A
05/26/94	2.96	2.29	77	1.93	9.9	A	A
05/12/94	2.94	2.27	77	1.84	10.7	A	A
04/28/94	2.72	2.06	76	1.63	8.7	C	C
04/07/94	1.67	1.27	76	0.97	5.9	B	B
03/31/94	1.87	1.48	79	1.34	6.7	A	A
01/26/94	3.66	2.89	79	2.61	9.9	B	A
11/15/93	3.78	3.02	80	2.84	10.5	C	C
12/21/92	3.90	3.09	79	2.79	10.5	A	A

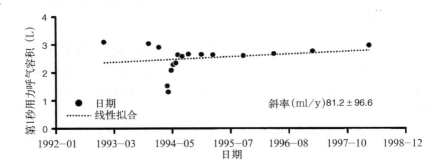

病例 43　肺移植，排异

　　以下曲线显示，肺移植患者的肺功能在 2 个月内逐渐改善，随后出现排异反应，移植后 7 个月排异反应治疗成功。"X"表示从分析中删除的数值，因为是潮湿的流量元件测定出的异常值（病例 45）。

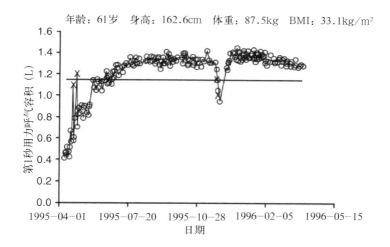

年龄：61岁　身高：162.6cm　体重：87.5kg　BMI：33.1kg/m²

病例 44 肺移植，闭塞性细支气管炎

以下曲线显示，患者肺移植后出现闭塞性细支气管炎，其肺功能进行性下降。

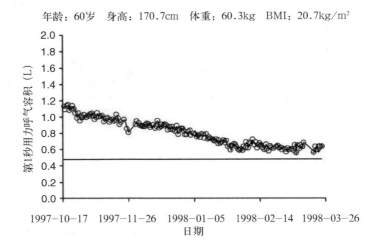

年龄：60岁　身高：170.7cm　体重：60.3kg　BMI：20.7kg/m²

病例 45　人为的"尖峰"

年龄：60岁　身高：170.7cm　体重：60.3kg　BMI：20.7kg/m²

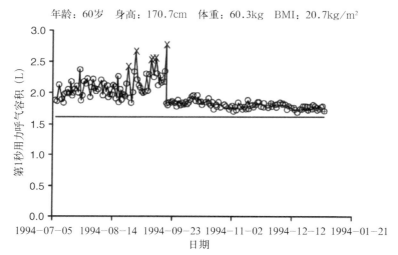

这个曲线是高度可变的，频繁的"尖峰"显示假性增加的 FEV_1。这是由于患者使用了潮湿的流量传感器。水分增加了元件的流动阻力，从而增加了驱动压力，导致他的 FEV_1 过高。"X"表示从分析中删除的数值，因为是潮湿的流量元件测定出的异常值。当患者使用保存条件适当的肺功能仪器重新测定时，上述异常消失。

第二节　病例类型

续表

（宋　祝　译　丁艳苓　陈亚红　校）

缩略语英中文对照

（A-a）DO_2 difference between the oxygen tension of alveolar gas and arterial blood 肺泡气和动脉血氧分压差

CaO_2 arterial oxygen-carrying capacity 动脉携氧能力

Ccw chest wall compliance 胸壁顺应性

CL compliance of the lung 肺顺应性

C_{Ldyn} dynamic compliance of the lung 肺动态顺应性

C_{Lstat} static compliance of the lung 肺静态顺应性

Crs static compliance of the entire respiratory system 呼吸系统总体静态顺应性

DL diffusing capacity of the lungs 肺弥散量

D_{LCO} diffusing capacity of carbon monoxide 一氧化碳弥散量

D_{LO_2} diffusing capacity of oxygen 氧弥散量

ERV expiratory reserve volume 补呼气容积

F female 女性

FEF forced expiratory flow 用力呼气流量

FEF_{25} forced expiratory flow after 25% of the FVC has been exhaled 呼出 25% 用力肺活量时的用力呼气流量

$FEF_{25 \sim 75}$ forced expiratory flow over the middle 50% of the FVC 在用力肺活量中间 50% 的用力呼气流量

FEF_{50} forced expiratory flow after 50% of the FVC has been exhaled 呼出 50% 用力肺活量时的用力呼气流量

FEF_{75} forced expiratory flow after 75% of the FVC has been exhaled 呼出 75% 用力肺活量时的用力呼气流量

FEF_{max} maximal forced expiratory flow 最大用力呼气流量

FEV$_1$ forced expiratory volume in 1 second 第 1 秒用力呼气容积

FEV$_6$ forced expiratory volume in 6 seconds 第 6 秒用力呼气容积

FEV$_1$/FVC ratio of FEV$_1$ to the FVC 第 1 秒用力呼气容积占用力肺活量的比值

FIF$_{50}$ forced inspiratory flow after 50% of the FVC has been inhaled 吸入 50% 用力肺活量时的用力吸气流量

FiO$_2$ fraction of inspired oxygen 吸入氧浓度

FRC functional residual capacity 功能残气量

FV flow-volume 流量 - 容积

FVC forced vital capacity 用力肺活量

Hb hemoglobin 血红蛋白

IVC inspiratory vital capacity 吸气肺活量

Kco carbon monoxide transfer coefficient 一氧化碳弥散系数

LLN lower limit normal 正常下限

M male 男性

MetHb methemoglobin 高铁血红蛋白

MFSR maximal flow static recoil 最大流量静态回缩

MIF maximal inspiratory flow 最大吸气流量

MVV maximal voluntary ventilation 最大通气量

NO nitric oxide 一氧化氮

NSP nonspecific pattern 非特异性类型

P pressure 压力

Paco$_2$ arterial carbon dioxide tension 动脉血二氧化碳分压

PAco$_2$ partial pressure of carbon dioxide in the alveoli 肺泡中二氧化碳分压

Palv alveolar pressure 肺泡内压

Pao pressure at the mouth 口腔内压（口腔压）

Pao$_2$ arterial oxygen tension 动脉血氧分压

PAo$_2$ partial pressure of oxygen in the alveoli 肺泡中氧分压

Patm atmospheric pressure 大气压

Pco$_2$ partial pressure of carbon dioxide 血液中二氧化碳分压

PEF peak expiratory flow 呼气峰流量

P$_{EMAX}$ maximal expiratory pressure 最大呼气压力

P$_{H_2O}$ partial pressure of water 水分压

P$_{IMAX}$ maximal inspiratory pressure 最大吸气压力

Po$_2$ partial pressure of oxygen 血液中氧分压

Ppl　pleural pressure　胸腔内压

P_{st}　lung static elastic recoil pressure　肺静态弹性回缩力

PTLC　lung recoil pressure at TLC　肺总量时的弹性回缩力

Ptr　pressure inside the trachea　气管内压力

$P\dot{v}O_2$　mixed venous oxygen tension　混合静脉血氧分压

$\dot{Q}$　perfusion　灌注

R　resistance　阻力

Raw　airway resistance　气道阻力

Rpulm　pulmonary resistance　肺阻力

RQ　respiratory quotient　呼吸商

RV　residual volume　残气容积

SAD　small airway disease　小气道疾病

SBD_{LCO}　single-breath method for estimating D_{LCO}　单次呼吸法估算一氧化碳弥散量

SBN_2　single-breath nitrogen（test）　单次呼吸氮气（法）

SVC　slow vital capacity　慢肺活量

TLC　total lung capacity　肺总量

V　volume　容积

$\dot{V}$　ventilation　通气

VA　alveolar volume　肺泡容积

$\dot{V}A$　alveolar ventilation　肺泡通气量

VC　vital capacity　肺活量

$\dot{V}co_2$　carbon dioxide production　二氧化碳产生量

V_D　dead space volume　无效腔容积

$\dot{V}E$　ventilation measured at the mouth　经口测的通气量

$\dot{V}max$　maximal expiratory flow　最大呼气流量

$\dot{V}o_2$　oxygen consumption　氧耗量

$\dot{V}o_2max$　maximal oxygen consumption　最大氧耗量

$\dot{V}/\dot{Q}$　ventilation–perfusion　通气 - 血流（比值）

VR　ventilatory reserve　通气储备

VT　tidal volume　潮气容积

（梁　瀛）

234

肺功能报告模板

××××CITY

（在 ×××× 城市，M×××临床卫生系统检测，由 M××× 临床 R××× 解释。）

AMENDED

（修正报告）00/00/2019。

PERFORM UNABLE

患者无法进行和可重复进行，进程结果可能低估了实际肺功能。

PERFORM DIFFICULTY

患者做动作时存在困难，导致可能低估了肺功能。

PERFORM COUGH

患者因咳嗽而执行困难，这可能导致对 FEV_1 的低估。

NL SPIRO

正常肺量计测定结果。

NL SPIRO and BDN

肺量计测定结果正常，对支气管舒张剂无即刻反应。

NL SPIRO and D_{LCO}

正常肺量计测定结果和正常 D_{LCO}。

NL SPIRO and VOL and D_{LCO}

正常肺量计测定结果、肺容积和 D_{LCO}。

TRACHEAL PLATEAU

主要流量 - 容积曲线上的"气管平台"很可能就是一种正常变异。

FVC QUIT

低估 FVC，由于用力呼气提前终止。

PERFORM MVV

低 MVV 可能由于肌无力或者上呼吸道阻塞，但更有可能是由于执行不佳导致的。

SPIRO NON

不正常。FVC 和 FEV_1 在非特异性类型下轻度降低。

BOO

临界阻塞。

MIO

异常。轻度阻塞。

MOO

异常。中度阻塞。

SEO

异常。严重阻塞。

VSO

异常。极重度阻塞。

SPIRO MIX

异常。轻/中/重度阻塞且肺活量下降，肺活量低可能是与空气潴留有关，但如果不测量肺容积，就不能排除叠加的限制性疾病。

SPIRO AIR TRAP

异常。轻/中/重阻塞伴有肺活量减少（后者此前介绍过可以由空气潴留导致，而不是合并限制性通气功能障碍）。

WEAK

MVV 和最大呼吸压力减低，同时肌肉力量弱或者表现不良。然而 MVV 和最大呼吸压力是正常的。

VETO

吸气流量相对于呼气流量降低，MVV 降低与 FEV_1 降低不成比例，表明可变的胸外（上呼吸道）阻塞、肌无力或表现不良。

INSP FLOW NL

吸气流量相对维持正常。

VITO

呼气流量相对于吸气流量减低，呼气流速 - 容量曲线的形状表明中心型气道阻塞过程。

FIXED

吸气和呼气流量均减低，流量 - 容积曲线表明固定中心型气道阻塞的过程。

SAWTOOTH

流量 - 容积曲线的锯齿状结构表明上气道有过多的组织。这与打鼾有关，可能是阻塞性睡眠呼吸暂停的预测因素。

VOLS NL

肺容积正常。

AIR TRAP

空气潴留。

HYPER

过度通气。

BDY

吸入支气管舒张剂后流量改善。

BDY COMMENT
吸入支气管舒张剂后流量改善。

吸入支气管舒张剂后流量改善提示阻塞有可逆成分。

BD FVC
使用支气管舒张剂后肺活量的改善表明空气潴留减少。

BDY NL SPIRO
虽然没有明确的阻塞证据，但使用支气管舒张剂后流量的改善提示存在可逆的阻塞成分。

BD LG
使用支气管舒张剂后有明显改善。

BDN
使用支气管舒张剂后没有即刻反应。

DBM
流量在使用支气管舒张剂后仅有轻微改善。

PERFPRM BD
对支气管舒张剂的明显反应可能提示可逆的阻塞成分，但更可能代表着肺功能检查过程改善。

POS MECH
乙酰甲胆碱试验阳性。基线肺功能显示 _____，使用支气管舒张剂后流量相比基线有改善。

NEG MECH
乙酰甲胆碱激发试验阴性。基线肺功能显示 _____，应用乙酰甲胆碱后 FEV_1 下降与正常气道反应一致。

BOR MECH
乙酰甲胆碱激发试验为临界结果。基线肺功能显示 _____，应用乙酰甲胆碱后 FEV_1 下降不符合阳性反应标准，但是可能提示轻度气道高反应性。

POS EXERCISE
运动试验阳性。基线肺功能显示 _____，应用支气管舒张剂后流量改善。

NEG EXERCISE
运动试验阴性。基线肺通气显示 _____。

NON SPIRO
异常。FVC 和 FEV_1 均非特异性轻度降低。如果临床情况允许，限制性通气功能障碍的可能性应通过肺容积的测量进一步评估。

NON
异常。FVC 和 FEV_1 均以非特异形式轻 / 中 / 重度降低，且 TLC、FEV_1/FVC 值和气道阻力情况均正常。

NON OBSTRUCT

气道阻力增加，流量 - 容积曲线形状及对支气管舒张剂的反应提示阻塞过程部分可逆。

RESTRICT

异常。肺容积轻 / 中 / 重度减少，D_{LCO} 轻 / 中 / 重度减少（校正低血红蛋白后），显示肺实质限制性疾病。

COMPLEX

复杂限制性通气功能障碍。TLC 轻 / 中 / 重度降低表明了限制性改变。与 TLC 不成比例的肺活量和 FEV_1 轻 / 中 / 重度下降提示另一个过程：可能包括胸壁受限、肌无力、表现不佳或隐匿性阻塞。

MIX

轻 / 中 / 重度混合性异常。TLC 轻 / 中 / 重度降低表明了限制性过程。FEV_1 的不成比例的降低和 FEV_1/FVC 值的降低表明存在轻 / 中 / 重度阻塞。

D_{LCO} 正常。

D_{LCO} LOW

D_{LCO} 轻 / 中 / 重度减少，与肺气肿或其他肺血管或肺实质疾病同时存在。

D_{LCO} ADJ LOW

D_{LCO}（血红蛋白校正 / 未校正）轻 / 中 / 重度降低，与肺实质或肺血管疾病或贫血同时存在。

DL5

虽然技术上可接受，极低 D_{LCO} 的有效性尚未明确。

DL3

D_{LCO} 因为技术上不确定的结果不可被报告。

D_{LCO} AND OXY NL

D_{LCO}（血红蛋白校正 / 非校正）和血氧测量结果是正常的。

D_{LCO} AND OXY NLLO

D_{LCO}（血红蛋白校正 / 非校正）和静息状态血氧测量结果是正常的。血氧饱和度在运动时下降。

OXY NL

静息状态和运动状态下血氧浓度正常。

OXY NL REST

静息状态下血氧饱和度正常。但患者不能运动。

OXY NLLO

血氧饱和度在静息状态下正常。但运动时下降。

OXY LOLO

血氧饱和度在静息状态下是降低的，且运动时进一步降低。

OXY VLO

血氧饱和度在静息状态下是明显降低的，未尝试运动。

TACHY

患者静息状态下被观察到心动过速。

OTHER NL

肺容积、肺通气、吸气流量、最大呼吸压力、D_{LCO}、静息血氧饱和度、静息和运动时血氧饱和度均正常。

COMPARE NC

与 00/00/20×× 相比，没有变化。

COMPARE

与 00/00/20×× 相比，TLC、肺活量、FVC、FEV_1、使用支气管舒张剂前 FVC 和 FEV_1、使用支气管舒张剂后 FVC 和 FEV_1、吸气流量、最大呼吸压力、D_{LCO}、静息状态血氧饱和度和运动状态血氧饱和度增加 / 无改变 / 降低 / 改善 / 没变化 / 降低。但是 TLC、肺活量、FVC、FEV_1、使用支气管舒张剂前 FVC 和 FEV_1、使用支气管舒张剂后 FVC 和 FEV_1、吸气流量、最大呼吸压力、D_{LCO}、静息状态血氧饱和度和运动状态血氧饱和度增加 / 无改变 / 降低 / 改善 / 没变化 / 降低。TLC、肺活量、FVC、FEV_1、使用支气管舒张剂前 FVC 和 FEV_1、使用支气管舒张剂后 FVC 和 FEV_1、吸气流量、最大呼吸压力、D_{LCO}、静息状态血氧饱和度和运动状态血氧饱和度的改变在测量可变范围内。

HE VERSUS PLETH

TLC 的明显增加 / 减少可能是由于技术上的差异（氦稀释法与体积描记法）。

（孙丽娜　译　孙晓燕　陈亚红　校）

参 考 文 献